临床疾病护理精要

主编 尹濠奎 谭菁菁 郭 平 宋凤艳 张玉萍

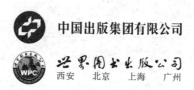

中国出版集团有限公司

世界图书出版公司
西安 北京 上海 广州

图书在版编目（CIP）数据

临床疾病护理精要/尹濠奎等主编.—西安：世界图书出版西安有限公司，2023.6
ISBN 978-7-5232-0528-0

Ⅰ.①临… Ⅱ.①尹… Ⅲ.①护理学 Ⅳ.①R47

中国国家版本馆CIP数据核字（2023）第118770号

书　　名	临床疾病护理精要
	LINCHUANG JIBING HULI JINGYAO
主　　编	尹濠奎　谭菁菁　郭　平　宋凤艳　张玉萍
责任编辑	马元怡
装帧设计	济南睿诚文化发展有限公司
出版发行	世界图书出版西安有限公司
地　　址	西安市雁塔区曲江新区汇新路355号
邮　　编	710061
电　　话	029-87214941　029-87233647（市场营销部）
	029-87234767（总编室）
经　　销	全国各地新华书店
印　　刷	山东麦德森文化传媒有限公司
开　　本	787mm×1092mm　1/16
印　　张	11
字　　数	215千字
版次印次	2023年6月第1版　2023年6月第1次印刷
国际书号	ISBN 978-7-5232-0528-0
定　　价	128.00元

编委会

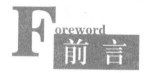

前　言

　　护理学是一门自然科学和社会科学相结合的综合性应用学科，是研究护理现象及其发生发展规律的学科，其任务是促进健康、预防疾病、恢复健康、减轻痛苦。现代社会中护理学作为医疗事业的重要组成部分，其角色和地位更是举足轻重。不论是在医院抢救患者的生命，有效地执行治疗计划，进行专业的生活照顾、人文关怀和心理支持；还是在社区、家庭中对有健康需求的人群进行保健指导，预防疾病，护理学都发挥着越来越重要的作用。随着生命科学和现代科技的飞速发展，临床医学的研究成果不断更新，新理论、新技术、新方法如雨后春笋。在这种时代背景下，护理学亦需要不断适应当今医学模式的变化与发展，临床护理工作者必须随着现代医疗科技的发展不断丰富和更新自己的知识。为了应对这种时代需求，培养临床护理人员发现问题、分析问题、解决问题的能力，编者编写了《临床疾病护理精要》一书。

　　本书系统总结了近年来护理领域发展的最新成果，涵盖了护理学的各个领域，旨在为广大护理工作者提供更加规范的疾病护理标准。在内容编排上，先介绍了护理学绪论、基础护理技术；后详细阐述了临床常见病、多发病的护理常规，包括神经内科疾病护理、呼吸内科疾病护理、消化内科疾病护理等内容。本书以指导性、实用性、可操作性为编写原则，注重理论联系实际，表述简明扼要、浅显易懂却又涵盖丰富，适合各级医疗机构的护理人员以及医学院校学生参考使用。

由于编者编写时间仓促、学识水平有限，书中存在的疏漏和错误之处，敬请广大读者批评指正，以便后期再版时修正。

《临床疾病护理精要》编委会
2023 年 1 月

Contents 目录

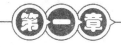

护理学绪论

第一节 护理学发展史

一、护理学的形成

(一)人类早期的护理

最初的护理诞生于祖先自我防护本能的基础上,以自我护理和家庭护理为主。如用流水冲洗伤口,将烧热的石块置于患处,腹部不舒服时用手抚摸等。但当面对疾病和死亡时,只能听之任之,无法救治,甚至会把疾病看成是一种灾难,认为是神灵主宰或鬼神作祟。巫师采用放血、泼冷水、念咒等方法祈求神灵帮助,驱除鬼怪,减轻痛苦,治疗疾病。后来在征服自然的过程中,人类逐渐积累了大量的经验。中国、印度、埃及等文明古国,在早期文化中就有按摩、凉水降温、包扎伤口、用泥湿敷、固定骨折、拔火罐等护理技术的记载。公元初年基督教兴起后,教会对护理的影响长达1 000多年。教徒们在各地修建了医院,其最初是用作收容徒步朝圣者的休息站,后来发展为治疗精神病、麻风等疾病的医院及养老院。当时一切照顾工作均由妇女承担,虽然没有接受过专业训练,但她们工作认真,用温柔慈祥的母爱照顾着老人和病残者,这就是医疗护理的萌芽。

(二)中世纪的护理

中世纪欧洲的政治、经济、宗教迅速发展,战争频繁,疫病流行,这些因素对护理工作的发展起到了一定的促进作用。护理工作除大部分由修女担任外,还由一些自愿为贫病者服务的女性担任。她们虽然缺乏护理知识,也没有足够的护理设备,但她们以良好的道德品质为指导为患者提供护理服务。当时的护理受宗教控制,医院条件很差,内科、外科甚至传染科患者都混住在一起,床位严重不足,晚上患者在床上、地板上轮流睡觉,交叉感染非常严重。有的医院还受神父干涉,认为护理患者是次要的,让"护士"们去祷告,让患者斋戒或禁食,以使患者的"灵魂得救"才是首要的。

(三)文艺复兴与宗教改革时期的护理

公元1400年,意大利兴起的文艺复兴运动对欧洲的各行各业产生了深远的影响,西方国家将这段时期称为科学新发现时代。在此期间,医学也发展迅猛,摒弃了神话和迷信,治疗疾病有了新依据。文艺复兴后,护理逐渐摆脱了教会的控制,培训护理人员的机构相继成立,护理开始成为一种独立职业。但是在1517年发生宗教改革后,社会结构发生了很大变化。妇女地位低下,没有机会接受教育,担任护理工作的往往是那些找不到工作的人,甚至是女犯人和妓女。她们既无护理经验又未经过培训,也没有宗教热情,只能做一些仆役式的工作,而且服务态度差,导致了护理质量大大下降,护理的发展进入了历史上的黑暗时期。

(四)现代护理的诞生与南丁格尔的贡献

19世纪,随着社会文化、科学技术和医学技术的发展,护理工作者的社会地位有所改善,社会需要具有良好护理技术的护士。一些系统化培训护士的教育应运而生,玛丽·艾肯贺首先创立了爱尔兰慈善姐妹会。1836年,德国牧师弗利德纳在凯撒斯威斯城成立了医院和女执事训练所,专门招收年满18周岁、身体健康、品德良好的年轻女性,进行3年的课程训练。训练的内容包括授课、医院实习、家庭访视,这就是最早的、有组织的、系统化的护理训练。弗洛伦斯·南丁格尔(1820—1910年)就曾在此接受过训练,弗利德纳共建立了32所女执事训练所,并著有《护士教育记录》一书,它是最早的护理教科书。

弗洛伦斯·南丁格尔是历史上最负盛名的护士,被誉为护理学的鼻祖、现代护理学的创始人,她的贡献对护理学产生了深远的影响。南丁格尔重建了军中与民间的医院,发展了"通过改善环境,促进舒适和健康"的护理理念。1860年,她在英国的圣托马斯医院创办了第一所护士学校,标志着近代护理的诞生。

南丁格尔1820年5月12日出生于意大利的弗洛伦萨,她的家庭是英国名门,所以她从小就接受了良好的教育。她曾就读于法国巴黎大学,精通英、法、德、意四国语言,具有较高的文化修养。受母亲的影响,南丁格尔善良、乐于助人,经常随父母参加慈善活动,在此期间她渐渐感受到训练有素的护士的重要性。1850年,南丁格尔冲破重重障碍,来到当时最好的护士训练基地——德国的凯撒斯威斯城学习,完成了长达 32 页的"莱茵河畔的凯撒斯威斯学校"一文。
1851 年,她又重返该校参加了 3 个月的护理训练班,并考察了英、法等国家的护理现状。1853 年,在慈善委员会的赞助下,南丁格尔在伦敦哈雷街 1 号开设了第一所护士看护所,开始了护理生涯。

1854 年,英法联军与沙俄发生战争,攻占了俄属克里米亚岛阿尔马河一带。当时英国的战地医院护理条件极差,大批浴血奋战的将士由于得不到恰当的护理而死亡。1854 年 10 月,南丁格尔被任命为"驻土耳其英国总医院妇女护士团团长",率 38 名护士抵达战地医院。她通过改善供水条件、伤员饮食、个人卫生、医院环境等使伤病员的死亡率由 50% 降至 2.2%。她工作细致、认真,每天晚上都提着油灯,不辞辛苦地巡视各个病房,伤病员深受感动,甚至亲吻她的身影,这就是著名的"石壁之吻"。1856 年,战争结束后南丁格尔回到英国,英国政府奖励给她 44 000 英镑的巨额奖金,但南丁格尔将其全部用于了护理事业。瑞士银行家邓南在她的影响下,1864 年在日内瓦成立了国际红十字会,帮助救治欧洲战场上的伤病员。南丁格尔编写的《健康和工作效率对英国军队医院管理的影响》对英国陆军医院的建设起了很大作用,她一生写了大量的论文、日记、报告、论著,最著名的是《医院札记》和《护理札记》,被认为是护理教育和医院管理的重要文献。1910 年 8 月 13 日,南丁格尔于睡梦中安然长逝,享年 90 岁。她终生未嫁,将自己的一奉献给了护理事业。为了纪念南丁格尔的伟大贡献,国际护士会建立了南丁格尔基金,并把南丁格尔的诞辰日——5 月 12 日定为"国际护士节"。

二、现代护理学的发展

护理学在从南丁格尔时代向科学事业的转化过程中发生了巨大的变化,已经由医学辅助学科发展为医学科学中的具有独特功能的一门学科。现代护理学不仅形成了自己特有的理论和实践体系,而且正日益向深度和广度方向迈进,发展经历可分为 3 个阶段。

(一)以疾病为中心的护理阶段

以疾病为中心的护理阶段是现代护理学发展的初级阶段,从南丁格尔时代持续到 20 世纪中期,当时人们认为"健康就是没有疾病""有病就是不健康""疾病是由细菌或外伤引起的机体结构改变或功能异常"。此时期的护理特点是以疾病护理为中心,护士的工作主要是机械地执行医嘱和完成生活护理。护士工作给人的印象只是打针、发药,社会地位较低,护士自身成就感差。此阶段的护理理论体系发展不完善,但这也是人们在当时历史条件下对健康和疾病认识水平较低的产物。

(二)以患者为中心的护理阶段

20世纪30年代末,美籍奥地利理论生物学家贝塔朗菲提出了"系统论",接着美国心理学家马斯洛提出了"人的基本需要层次论",生态学家纽曼提出了"人和环境的相互关系论"。这些理论和学说的相继出现促使人们重新认识人类健康与心理、精神、社会、环境之间的关系。1948年,世界卫生组织提出了新的健康观,认为"健康不但是身体没有疾病,还要有完整的生理、心理状态和良好的社会适应能力"。这一概念的提出,强调了健康的全面性,为护理研究提供了广泛的领域。1955年,美国莉迪亚·霍尔提出了"护理程序",使护理有了科学的方法。20世纪60年代后出现的一些护理理论提出应重视人的整体性,人类的健康受生理、心理、社会、经济等多方面因素的影响。1977年,美国医学家恩格尔提出了"生物-心理-社会"医学模式。从此,护理发生了根本的变革,也相应地提出了满足患者"生物-心理-社会"需要的护理模式。护理工作从以疾病为中心转变为以患者为中心。护士工作不再是被动地执行医嘱和各种护理技术操作,而是根据患者的实际情况,合理应用护理程序,为患者提供护理照顾。患者从入院到出院由一位护士负责,包括入院介绍、制订护理计划、各种护理操作、护理病历书写、观察病情、心理护理、健康宣教、出院时的护理小结与评价等。实现了以患者为中心,通过运用现代护理技术来维护患者的身心健康,但此时的护理工作范围仍局限于患者,工作场所局限于医院。

(三)以人的健康为中心的护理阶段

随着生活水平的提高,人们观念的改变,疾病谱发生了很大的变化,常见的疾病由过去的传染病、营养不良转变为由生活习惯和生活方式不良导致的一系列疾病,如"两管一瘤",即心血管、脑血管和肿瘤。为了满足广大人民群众对卫生保健服务的需求,护理学发展到"以人的健康为中心"的护理阶段。此阶段的护理对象由患者扩展到全体人类,护理过程从健康扩展到疾病的全过程,护理场所由医院扩展到所有有人的地方。

三、我国护理学的发展

(一)中医学与护理

我国古代的护理历史悠久,在古代的医学中早已存在,只是一直处于医、护、药不分的状态,从重视疾病的"三分治,七分养"理念中,不难看出护理在古代医学中的重要性。在大量的医学典籍和历代名医传记里,保留着护理理论和技术的记载,如饮食调护、口腔护理、冰块降温、急救、功能锻炼、消毒隔离、疾病预防等,其中相当一部分内容对现代护理仍具有指导意义。

西汉完成的《黄帝内经》是我国现存最早的医学经典著作,它强调热病的反复与饮食调节的关系、自然环境和气候变化的关系,并指出了饮食必须多样化,着重强调加强自身防御的重要性。如提出了"上工救其萌芽""肾病勿食盐""怒伤肝,喜伤心……""圣人不治已病治未病"等防病和早治的思想。《本草衍义》中提出了与现代饮食护理相关的观点,在食盐与肾病的关系中指出"水肿者宜全禁之"。春秋末年,齐国的扁鹊提出了"切脉、望色、听声、写形、言病之所在",总结了观察疾病的方法和意义。三国时期的外科鼻祖华佗创造了强身健体的"五禽戏";唐代杰出的医药家孙思邈创造了葱管导尿法;东汉末年的名医张仲景发明了猪胆汁灌肠术、人工呼吸和舌下给药法;明代胡正心提出用蒸汽消毒处理传染病患者的衣物,当时还采用焚烧艾叶、喷洒雄黄酒等空气消毒法。这些宝贵的经验和方法是历代先人智慧的结晶,为我国近代护理事业的发展奠定了坚实的基础。

(二)中国近代护理发展史

我国近代护理开始于鸦片战争前后,带有浓厚的欧美式宗教色彩,当时外国的传教士、医师可以自由出入我国,他们除建教堂外,还开办了医院、学校。1820年,英国医师开始在澳门开设诊所。1835年,英国传教士巴克尔在广州开设了第一所西医院(即现在的广州孙逸仙医院)。两年后,该医院以短训班的方式培训护理人员。1884年,美国大学妇女联合会派到中国的第一位护士麦克尼在上海妇孺医院推行"南丁格尔"护理制度,她是最早来华的西方护士。1888年,美国的约翰逊女士在福州创办了第一所护士学校。1900年以后,中国各大城市建立了许多教会医院并附设了护士学校,逐渐形成了护理专业队伍。据记载,1900—1915年,英美教会所开办的护士学校有36所,到1915年时,外国教会在中国开设的基督教会医院及诊所共有330所,外国医师有383名,外国护士112名。同时在培养护士方面发展迅速,其中包括培训男护士,主要承担骨科、手术室、泌尿外科等工作,非常受欢迎。在当时的北京同仁医院、湖北普爱医院、保定思候医院等10多家医院均有男护士。1909年,中国护理界的群众学术团体"中华护士会"在江西牯岭成立,1937年改为中华护士学会,1964年改为中华护理学会。1912年,中华护士会成立了护士教育委员会,开始负责全国护士的注册工作。1920 年中华护士会创刊《护士季报》,这是我国护理的第一本综合性刊物。1921 年,北京协和医学院开办高等护理教育,学制 4～5 年,五年制的学生毕业时会被授予理学学士学位。1932 年,我国第一所由政府开办的中央高级护士职业学校在南京成立。1934 年,教育部成立护士教育专门委员会,将护士教育改为高级护士职业教育,招收高中毕业生,学制 3～4 年,护士教育逐渐被纳入国家正式教育系统。1950 年,北京协和医学院与东吴大学、燕京大学、岭南大学、齐鲁大学、金陵女子文理学院等合办了五年制高等护理教育,培养了一批护理精英,主要从事护理教学、护理管理、护理研究、临床护理等工作。在军队里,护理工作备受党和中央政府的重视。1928 年,井冈山的五井地区创建了具有历史意义的红军医院。1931 年,江西开办了中央红色护士学校。1932 年,创建了我军第一所军医学校,并在长征开始前培训了 300 名看护生。长征期间,看护生创造了永垂千古的功绩,成了我国护理工作者及全国人民的宝贵精神财富。1941 年,延安成立了中华护士学会延安分会,毛泽东同志曾先后为护理工作亲笔题词"护士工作有很大的政治重要性""尊重护士、爱护护士"。

(三)中国现代护理的成就

1.护理教育迅猛发展

1950 年,我国将护理教育列为中等专业教育,纳入了正规教育系统,从此,有了全国统一的护士教材和教育计划。1988 年,我国首届护理本科生在天津医学院毕业。1992 年,北京开始了护理硕士研究生教育。1996 年,中国协和医科大学成立了护理学院。从 20 世纪 80 年代起,各个地区逐渐开展了各种形式的护理成人教育。现在部分医学院校已经开设了护理博士教育,完善了中专、大专、本科、硕士、博士 5 个层次的护理教育体系。1997 年,中华护理学会在无锡召开护理继续教育座谈会,制定了继续教育法规。目前,我国已经实现了护理终身教育,护理人才结构发展合理。

2.护理专业水平不断提高

在 20 世纪 50 年代初,我国创造并推广了无痛注射法,完善了无痛分娩法。近几年专科护理发展迅猛,如显微外科、营养疗法、器官移植、造口护理、大面积烧伤、重症监护等专科护理技术逐步完善,专科护士深受欢迎。护理设施不断更新,护理质量不断提高。

3.护理学术活动频繁

1977 年,中华护理学会和各地分会相继恢复,多次召开各种全国性的、地方性的护理学术经验交流会、专题学习班、研讨会等。1954 年创刊的《护理杂志》

于 1977 年 7 月复刊,1981 年改名为《中华护理杂志》。同时《国外医学护理杂志》《实用护理杂志》《护理学杂志》《护士进修杂志》等 10 多种护理杂志如雨后春笋般出现。中华护理学会多次与美国、日本、澳大利亚、加拿大等国家的护理学会联合召开国际护理学术会议,互派专家、学者讲学和参观访问。1985 年,全国护理中心在北京成立,取得了世界卫生组织对我国护理学科发展的支持。

4.护理管理体制逐步健全

我国国家原卫生部设立了护理处,负责统筹全国的护理工作,制定有关政策法规。各省、市、自治区卫生厅(局)在医政处下设专职护理管理干部,负责协调管辖范围内的护理工作。各医院护理部健全了护理管理体制,以保证护理质量。1979 年,国务院批准原卫生部颁发的《卫生技术人员职称及晋升条例(试行)》明确规定了护理专业人员的高级、中级、初级职称。1993 年,原卫生部颁发了第一个关于护士执业和注册的部长令和《中华人民共和国护士管理办法》。1995 年,全国举行了首次护士执业考试,护士经考试合格获执业证书后方可申请注册,护理管理步入了法制化道路。

5.护士的社会地位不断提高

1981 年 5 月,在北京召开了首都护理界座谈会,号召全社会都来尊重护士、爱护护士。1986 年,在南京召开了全国首届护理工作会议,增设了护龄津贴,并对从事护理工作 30 年以上的护士颁发"荣誉证书"和"证章"。南丁格尔奖章是红十字国际委员会设立的护理界国际最高荣誉奖,1983 年我国首次参加了第 29 届南丁格尔奖章评选,到 2009 年的第 42 届为止,我国先后有 48 名优秀护理工作者获此殊荣。

第二节　护理学的范畴

一、护理学的理论范畴

(一)护理学研究的对象

护理学研究的对象随学科的发展而不断变化,从研究单纯的生物人向研究整体的人、社会的人转化。

(二)护理学与社会发展的关系

护理学与社会发展的关系体现在研究护理学在社会中的作用、地位和价值，研究社会对护理学发展的促进和制约因素。如老年人口增多使老年护理专业得到重视；慢性疾病患者增多使社区护理迅速发展；信息高速公路的建成使护理工作效率得以提高，也使护理专业向着网络化、信息化迈出了坚实的步伐。

(三)护理专业知识体系

护理专业知识体系是专业实践能力的基础。自20世纪60年代后，护理界开始致力于发展护理理论与概念模式，并将这些理论用于指导临床护理实践，对提高护理质量、改善护理服务起到了积极作用。

(四)护理交叉学科和分支学科

护理学与自然科学、社会科学、人文科学等多学科相互渗透，在理论上相互促进，在方法上相互启迪，在技术上相互借用，形成许多新的综合型、边缘型的交叉学科和分支学科，从而在更大范围内促进了护理学科的发展。

二、护理学的实践范畴

(一)临床护理

临床护理服务的对象是患者，临床护理包括基础护理和专科护理。

1.基础护理

基础护理是以护理学的基本理论、基本知识和基本技能为基础，结合患者生理、心理特点和治疗康复的需求，满足患者的基本需要。如基本护理技能操作、口腔护理、饮食护理、病情观察等。

2.专科护理

专科护理是以护理学及相关学科理论为基础，结合各专科患者的特点及诊疗要求，为患者提供护理。如各专科患者的护理、急救护理等。

(二)社区护理

社区护理是借助有组织的社会力量，将公共卫生学和护理学的知识与技能相结合，以社区人群为服务对象，对个人、家庭和社区提供促进健康、预防疾病、早期诊断、早期治疗、减少残障等服务，提高社区人群的健康水平。社区的护理实践属于全科性质，是针对整个社区人群实施连续及动态的健康服务。

(三)护理管理

护理管理是为了提高人们的健康水平，系统地利用护士的潜在能力、其他相关人员或设备、环境和社会活动的过程。护理管理是运用管理学的理论和方法，对护理工作的诸多要素(人、物、财、时间、信息等)进行科学地计划、组织、指挥、协调和控制，以确保护理服务正确、及时、安全、有效。

(四)护理研究

护理研究是推动护理学科发展，促进护理理论、知识、技能更新的有效措施。护理研究是用科学的方法探索未知，回答和解决护理领域的问题，直接或间接地指导护理实践的过程。护理研究多以人为研究对象。

(五)护理教育

护理教育是以护理学和教育学理论为基础，有目的地培养护理人才，以适应医疗卫生服务和护理学科发展的需要。护理教育分为基本护理教育、毕业后护理教育和继续护理教育三大类。基本护理教育包括中专教育、专科教育和本科教育；毕业后护理教育包括研究生教育、规范化培训；继续护理教育是对从事护理工作的在职人员提供以学习新理论、新知识、新技术、新方法为目的的终身教育。

第三节　护理的概念

一、护理的定义

护理的英文名为"nursing"，原意为抚育、扶助、保护、照顾幼小等。自 1860 年南丁格尔开创现代护理新时代至今，护理的定义已经发生了深刻的变化。

南丁格尔认为"护理既是艺术，又是科学""护理应从最小限度地消耗患者的生命力出发，使周围环境保持舒适、安静、美观、整洁、空气新鲜、阳光充足、温度适宜，此外还有合理地调配饮食""护理的主要功能在于维护人们良好的状态，协助他们免于疾病，达到他们最高可能的健康水平"。

美国护理学家韩德森认为"护士的独特功能是协助患病的人或者健康的人，实施有利于健康、健康的恢复或安详死亡等活动。这些活动，在个人拥有体力、意愿与知识时，是可以独立完成的，护理也就是协助个人尽早不必依靠他人来执行这些活动。"

美国护士协会对护理的简明定义为"护理是诊断和处理人类对现存的和潜在的健康问题的反应。"此定义的内涵反映了整体护理概念。从 1860 年南丁格尔创立第一所护士学校以来,护理已经发展成为一门独立的学科与专业。护理概念的演变体现了人类对护理现象的深刻理解,是现代护理观念的体现。

护理是人文科学(艺术科学)和自然科学的结合。护理是护士与患者之间互动的过程。照顾是护理的核心。护理通过应用护理程序进行实践,通过护理科研不断提高。总体来说,护理起到了满足患者的各种需要,协助患者达到独立,教育患者,增进患者应对及适应的能力,寻求更健康的行为,达到完美的健康状态,为个人、家庭、群体及社会提供整体护理的作用。

二、护理的基本概念

护理有 4 个最基本的概念,可以对护理实践产生重要的影响并起决定性的作用。它们是:①人;②环境;③健康;④护理。这 4 个概念的核心是人,即护理实践是以人为中心的活动。缺少上述任何一个要素,护理就不可能成为一门独立的专业。

(一)人的概念

人是生理、心理、社会、精神、文化的统一整体,是动态的又是独特的。根据一般系统理论原则,人作为自然系统中的一个次系统,是一个开放系统,在不断与环境进行能量、物质、信息的交换。人的基本目标是保持机体的平衡,也就是机体内部各次系统之间和机体与环境之间的平衡。

护理的对象是人,既包括个人、家庭、社区和社会 4 个层面,也包括从婴幼儿到老年的整个年龄段。

(二)环境的概念

人类的一切活动都离不开环境,环境的质量与人类的健康有着密切关系。环境是人类生存或生活的空间,包括与人类的一切生命活动有着密切关系的各种内、外环境。机体内环境的稳态主要依靠各种调节机制(如神经系统和内分泌系统的功能)以自我调整的方式来控制和维持。外环境可分为自然环境和社会环境。自然环境是指存在于人类周围自然界中的各种因素的总和,它是人类及其他一切生物赖以生存和发展的物质基础,如空气、水、土壤和食物等自然因素。社会环境是人为的环境,是人们为了提高物质和文化生活而创造的环境。社会环境中同样有危害健康的各种因素,如人口的超负荷、文化教育落后、缺乏科学管理、社会上医疗卫生服务不完善等。此外,与护理专业有关的环境还包括治疗性环境。治疗性环境是专业人员在以治疗为目的的前提下创造的一个适合患者恢复身心健康的环境。治疗性环境主要考虑两个主要因素:安全和舒适。考虑患者的安全,这就要求医院在建筑设计、设施配置及治疗护理过程中预防意外的发生,如设有防火装置、紧急供电装置、配有安全辅助用具(轮椅、床栏、拐杖等)、设立护理安全课程等;此外,医院还要建立院内感染控制办公室,加强微生物安全性的监测和管理。舒适既来源于良好的医院物理环境(温度、相对湿度、光线、噪声等),也来源于医院内工作人员优质的服务和态度。

人类与环境是互相依存、互相影响、对立统一的整体。人类的疾病大部分由环境中的致病因素引起。人体对环境的适应能力因年龄、神经类型、健康状况的不同而有很大的差别,所以健康的体魄是保持机体与外界环境平衡的必要条件。人类不仅需要有适应环境的能力,更要有能够认识环境和改造环境的能力,使两者处于互相适应和互相协调的平衡关系之中,使环境向着对人类有利的方向发展。

(三)健康的概念

健康不仅是指人没有躯体上的疾病,而且还要保持稳定的心理状态和具有良好的社会适应能力及良好的人际交往能力。每个人对健康有不同的理解和感知。健康程度还取决于个人对健康、疾病的经历及个人对健康的认识存在的差别。健康和疾病很难找到明显的界限,健康与疾病可在个体身上并存。

(四)护理的概念

护理是诊断和处理人类对现存和潜在健康问题的反应。护理有利于增进健康、预防疾病,有利于疾病的早期发现、早期诊断、早期治疗,通过护理、调养达到康复。护理的对象是人,人是一个整体,其疾病与健康受着躯体、精神和社会因素的影响。因此,在进行护理时,必须以患者为中心,为患者提供全面、系统、整体的身心护理。

第四节　护理的理念

护理的理念是指护理人员对护理的信念、理想和所认同的价值观。护理的理念可以影响护理专业的行为及护理品质。随着医学模式的转变,护理改革不断深入及人们对健康需求的不断提高,护理的理念也在不断更新和发展。

一、整体护理的理念

整体护理的理念是以人为中心,以现代护理观为指导,以护理程序为基础框架,并且把护理程序系统化地运用到临床护理和护理管理中去的指导思想。在整体护理的理念指导下,护理人员应以服务对象为中心,根据其需要和特点,提供包含服务对象生理、心理、社会等多方面的深入、细致、全面的帮助和照顾,从而解决服务对象的健康问题。整体护理不仅要求护理人员要对人的整个生命过程提供照顾,还要关注健康-疾病全过程并提供护理服务,并且要求护理人员要对整个人群提供服务。可以说,整体护理进一步充实和改变了护理研究的方向和内容,同时拓展了护理服务的服务范围,也有助于建立新型的护患关系。

二、以人为本的理念

以人为本在本质上是一种以人为中心,对人存在的意义、人的价值,以及人的自由和发展珍视与关注的思想。在护理实践中,体现在对患者的价值,即对患者的生命与健康、权利和需求、人格和尊严的关心和关注上。护理人员应该尊重患者的生命,理解患者的信仰、习惯、爱好、人生观、价值观,努力维护患者的人格和尊严,公正地看待每一位患者,维护患者合理的医疗保健权利,承认患者的知情权和选择权等。

三、优质护理服务的理念

优质护理服务是以患者为中心,强化基础护理,全面落实护理责任制,深化护理专业内涵,整体提升护理服务水平的护理理念。优质护理服务旨在倡导护理人员主动服务、感动服务、人性化服务,营造温馨、安全、舒适、舒心的就医环境,把爱心奉献给患者,为患者提供全程优质服务。称职、关怀、友好的态度、提供及时的护理是优质护理服务的体现。患者对护理人员所提供的护理服务的满意程度是优质护理服务的一种评价标准。优质护理服务既是医院的一种形象标志,也是指导护理人员实现护理目标,取得成功的关键所在。

在卫生事业改革发展的今天,面对患者的多种需求,护理人员只有坚持优质护理服务理念,从人的"基本需要"出发,实行人性化、个性化的优质护理服务,力争技术上追求精益求精,服务上追求尽善尽美,信誉上追求真诚可靠,才能锻造护理服务品牌,不断提高护理服务质量,提高患者的满意度。

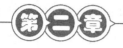

基础护理技术

第一节　经口鼻吸痰

一、目的

清除患者呼吸道分泌物,保持呼吸道通畅。

二、评估

(一)评估患者

(1)两人核对医嘱。

(2)核对患者床号、姓名、病历号和腕带(请患者自己说出床号和姓名)。

(3)评估患者病情、意识状态和合作程度。

(4)评估患者的呼吸状况、吸氧流量及口腔和鼻腔情况。

(5)评估患者呼吸道分泌物的量、黏稠度、部位。

(6)评估患者肺部:戴好听诊器,暴露患者胸部。①听诊部位:肺尖部位于锁骨中线第二肋间,肺中部位于腋前线第四肋间,肺底部位于腋中线第八肋间。②听诊顺序:从上到下,左右对称,每一部位听诊时间 3～4 秒,必要时吸痰前协助患者叩背。

(7)告知患者操作目的、方法和过程。

(二)评估环境

安静整洁,宽敞明亮。

三、操作前准备

(一)人员准备

仪表整洁,符合要求。洗手、戴口罩。

(二)物品准备

治疗车上层放置清洁盘(盘内放一次性吸痰管 2 根)、听诊器、生理盐水 250 mL、手电筒、无菌棉签、小水杯 1 个,治疗巾折叠固定于床边,内放吸痰专用长引流管接头前端。根据病情需要准备压舌板 1 个、开口器 1 个、口咽通气道 1 个、快速手消毒剂。要保证以上物品符合要求,均在有效期内。治疗车下层放置医疗废物桶、生活垃圾桶、含有效氯 500 mg/L 消毒液桶。

四、操作程序

(1)核对患者床号、姓名、病历号和腕带(请患者自己说出床号和姓名)。

(2)协助患者取得合适体位。

(3)取棉签蘸取小水杯内生理盐水,清洁一侧鼻腔。

(4)检查患者口腔,取下活动义齿。

(5)打开负压吸引开关,反折长引流管,检查吸痰器压力,吸痰器处于完好状态。

(6)打开一次性吸痰管外包装,取出无菌手套,并展开,将右手伸入无菌手套内,将垫纸置于患者胸前(注意不要污染手套)。

(7)取出吸痰管,缠于右手上,外包装弃于生活垃圾桶内。连接吸痰管与负压吸引器,试吸通畅。

(8)左手拇指抬起,使负压处于关闭状态,将吸痰管插入鼻腔,插管深度要适宜。打开负压,间断给予负压,吸痰时轻轻左右旋转上提吸痰管(痰液存留处可稍延长)吸净痰液,但每次吸引时间应<15 秒。

(9)吸痰过程中嘱患者咳嗽,并随时观察病情变化,同时观察痰液(颜色、性质、量),判断吸痰效果。

(10)经口腔吸痰时,嘱患者张口,必要时使用口咽通气道或压舌板。对昏迷患者可以使用开口器帮助其张口,吸痰方法同清醒患者。

(11)吸痰后再次观察患者生命体征,清洁口鼻及面部,帮助患者恢复舒适体位。

(12)吸痰结束后用生理盐水或含有效氯 500 mg/L 消毒液冲洗吸痰管,将吸痰管盘于右手,连同患者胸前垫纸及手套一并弃于医疗废物桶内。

(13)用快速手消毒剂消毒双手,将治疗车推至一旁备用。

(14)洗手,书写护理记录单。

五、注意事项

（1）遵守无菌操作原则，插管动作应轻柔、敏捷。

（2）吸痰前后应当给予高流量吸氧，每次吸痰时间不宜超过 15 秒，如痰液较多，需要再次吸引，应间隔 3～5 分钟，患者耐受后再进行。1 根吸痰管只能使用 1 次。

（3）如患者痰液黏稠，可以配合叩背、雾化吸入、体位引流等胸部物理治疗方法稀释痰液；患者出现缺氧症状如发绀、心率下降等时，应当立即停止吸痰。

第二节　鼻　饲　术

一、目的

为不能经口进食的患者从胃管内灌注流质食物，保证患者摄入足够的营养、水分和药物。

二、评估

（一）评估患者

（1）两人核对医嘱。

（2）核对床号、姓名、病历号和腕带（请患者自己说出床号和姓名）。

（3）评估患者病情、意识状态、合作程度，有无插胃管经历。

（4）告知患者鼻饲目的、注意事项和配合要点，以取得患者合作。

（5）有义齿或戴眼镜者操作前应取下，妥善放置。

（6）对于昏迷患者，若家属在床旁，可向其家属解释，以获得支持。

（7）使用光源充足的手电筒检查患者鼻腔状况，包括鼻黏膜有无肿胀、炎症，有无鼻中隔偏曲和息肉等，既往有无鼻部疾病，鼻呼吸是否通畅。

（二）评估环境

安静整洁，宽敞明亮，关闭门窗，室温适宜，隔离帘遮挡。

三、操作前准备

(一)人员准备

仪表整洁,符合要求。洗手、戴口罩。

(二)物品准备

操作台上放置无菌包或鼻饲包、消毒液状石蜡、无菌纱布、无菌镊子、无菌镊子罐和持物钳。治疗车上层放置清洁盘,内放 50 mL 注射器、一次性胃管 2 根、清洁治疗巾 1 块、无齿止血钳 1 把、无菌棉签、胶布、手套、听诊器、压舌板、温开水、鼻饲液、快速手消毒剂,要保证以上物品符合要求,均在有效期内。治疗车下层放置医疗废物桶、生活垃圾桶。检查鼻饲液有无变质过期,水温保持在 38～40 ℃。

(三)准备鼻饲盘

在操作台上打开无菌包外包装,用无菌持物钳将两个弯盘平放于外包装上,用无菌镊子夹取弯盘内的镊子置于弯盘一侧边缘。打开无菌纱布外包装,用弯盘内的镊子取出纱布,放于弯盘内,外包装弃于生活垃圾桶内,将消毒液状石蜡倒于其中一块纱布上,用略大的弯盘扣于另一个弯盘上,用外包布包裹,放置于治疗车上的治疗盘内备用。

四、操作程序

(1)核对床号、姓名、病历号和腕带(请患者自己说出床号和姓名)。如戴眼镜或义齿,应取下妥善放置。

(2)灌注鼻饲液前,患者取半卧位或坐位。无法坐起者取右侧卧位,头颈部自然伸直。将治疗巾围于患者颌下,并将弯盘置于口角旁。选择通畅一侧,用棉签清洁。

(3)插胃管:①备胶布 2～3 条。②打开鼻饲包,取出胃管和 50 mL 注射器(针头放入锐器桶)放入弯盘内,外包装弃于生活垃圾桶内。③测量胃管插入长度,并作一标记,方法为自前额发际至剑突的距离,或自鼻尖经耳垂至剑突的距离。或者参照胃管上刻度,保证胃管前端达到胃内,一般成人插入长度为 45～55 cm。④检查胃管是否通畅,用液状石蜡润滑胃管前段。用止血钳夹闭胃管的末端。⑤一手持纱布托住胃管,另一手持镊子夹住胃管前段,沿选定的一侧鼻孔缓缓插入鼻腔至 10～15 cm(咽喉部),嘱患者做吞咽动作,同时顺势将胃管轻轻插入至预定长度。⑥昏迷患者的插管:插管前先协助患者去枕、头向后仰,当胃管插入约 15 cm 时,左手将患者头部托起,使下颌靠近胸骨柄,将胃管沿后壁滑行缓缓插至预定长度。⑦验证胃管是否在胃内:用注射器抽吸,见胃内容物;向胃管内注入 10 mL 空气,用听诊器在左上腹部听到气过水声;将胃管末端放入盛水的治疗碗内,无气泡逸出。⑧证实后将胃管末端封帽盖好,用胶布固定胃管于鼻翼两侧和面颊部。

(4)灌注鼻饲液,接注射器于胃管末端,先回抽,见有胃内容物抽出,再注入温开水 20 mL。遵医嘱缓慢灌注鼻饲液或药物,鼻饲毕,再次用注射器抽取 20 mL 温开水冲洗胃管,将胃管尾端的封帽盖好,取下治疗巾放于治疗车下层,将胃管盘好放于患者胸前兜内。

(5)鼻饲后维持原卧位 20～30 分钟,观察患者病情及有无不适,并告知注意事项,整理床单位。

(6)用快速手消毒剂消毒双手,推车回治疗室,按医疗废物分类处理原则处理用物。

(7)洗手,书写护理记录单。

五、停止鼻饲步骤

(1)核对医嘱和患者床号、姓名、病历号和腕带(请患者自己说出床号和姓名)。

(2)抬高床头取半卧位。

(3)戴手套,弯盘置于患者口角旁,轻轻揭去固定胃管的胶布,用纱布包裹贴近鼻孔处的胃管,嘱患者深呼吸,在患者呼气时拔管,边拔管边用纱布擦拭胃管,到咽喉处快速拔除。将胃管盘绕在纱布中,置于弯盘内。

(4)脱去手套,用棉签清洁患者鼻腔,擦净胶布痕迹,协助患者取舒适卧位。

(5)按医疗废物分类处理原则处理用物,洗手。

六、注意事项

(1)护患之间进行有效的沟通,可以减轻插入胃管时给患者和家属带来的心理压力。

(2)插管时动作轻柔,避免损伤食管黏膜。

(3)插管过程中,若插入不畅,应检查胃管是否盘在口中;若插管中患者出现呛咳、呼吸困难、发绀等情况,表示误入气管,应立即拔出。

(4)每次灌食前应检查并确定胃管是否在胃内,并注意灌注速度、温度、容量;每次鼻饲量不超过 200 mL,水温保持在 38～40 ℃,间隔时间不少于 2 小时。

（5）每天检查胃管插入深度，并检查患者有无胃潴留，每次灌注鼻饲前，抽吸并测量胃内残留量，若胃内容物超过 150 mL，应通知医师减量或暂停鼻饲。

（6）鼻饲混合流食时，应当间接加温，防止蛋白凝固。

（7）鼻饲给药时，应先研碎溶解后再灌入，灌入前后应用 20 mL 生理盐水或温开水冲洗导管。

（8）长期鼻饲者，应每天进行口腔护理，普通胃管每周更换 1 次，硅胶胃管每月更换 1 次。

第三节　氧气吸入术

一、鼻导管氧气吸入

（一）目的
提高血氧含量和动脉血氧饱和度。

（二）评估

1.评估用物
检查手电，使用状态良好。

2.评估患者
（1）两人核对医嘱。

（2）核对患者床号、姓名、病历号和腕带（请患者自己说出床号和姓名）。

（3）了解患者病情，呼吸状态、缺氧程度（口唇和甲床发绀程度）、意识状态、合作程度和对吸氧的心理反应，鼻腔状况。

（4）告知患者用氧目的，操作方法，并指导患者配合。

3.评估环境
安静整洁，宽敞明亮。床旁有无中心供氧装置，环境是否安全（无明火、无漏气）。

（三）操作前准备

1.人员准备
仪表整洁，符合要求。洗手、戴口罩。

2.物品准备

治疗车上层放置清洁盘或治疗盘内放置氧气装置 1 套(检查氧气装置是否完好)、一次性湿化瓶、一次性吸氧管 2 根、无菌棉签、小水杯 1 个、灭菌蒸馏水或灭菌注射用水(注明吸氧专用和日期)、护理治疗单、快速手消毒剂。要保证以上物品符合要求,均在有效期内。治疗车下层放置生活垃圾桶、医疗废物桶。

(四)操作程序

(1)核对床号、姓名、病历号和腕带(请患者自己说出床号和姓名)。

(2)协助患者取舒适卧位。

(3)安装氧气装置,向外轻拉下接头,检查安装是否牢固。

(4)拧下湿化瓶,打开灭菌注射用水(按取无菌溶液方法操作),先倒入小水杯少许灭菌注射用水,再向湿化瓶内倒入灭菌注射用水至 1/2～2/3 处,安装好湿化瓶。

(5)取棉签蘸取小水杯内灭菌注射用水,清洁一侧或双侧鼻腔,棉签置于医疗废物桶内。

(6)打开一次性吸氧导管外包装,取出吸氧管,外包装置于生活垃圾桶内,将一次性吸氧导管连接至吸氧装置上,打开流量表开关,遵医嘱调节至所需流量。

(7)再次核对患者床号和姓名。

(8)将吸氧管末端置于前臂内侧,检查吸氧管是否通畅,将吸氧管轻轻放入患者鼻孔,固定好吸氧管。

(9)观察患者缺氧改善情况,并告知注意事项和用氧安全,请患者不要自行调节氧流量等。将呼叫器放置于患者枕边,妥善安置患者。

(10)再次核对患者床号和姓名。

(11)用快速手消毒剂消毒双手。

(12)推车回治疗室,洗手。

(13)记录用氧开始时间和氧流量,定时巡视,观察患者用氧情况。

(五)停止吸氧

(1)遵医嘱停止氧气吸入,两人核对医嘱。

(2)携用物推车至患者床旁,核对床号、姓名、病历号和腕带。观察患者吸氧后症状改善情况(口唇和甲床发绀程度),并向患者解释。

(3)松开患者吸氧管固定装置,取下吸氧管,关闭流量表,将吸氧管摘下置于医疗废物桶内,协助患者用纸巾清洁面颊,纸巾置于生活垃圾桶内。

（4）妥善安置患者，整理床单位，将呼叫器放于患者枕边，卸下氧气装置，放置于治疗车下层。

（5）用快速手消毒剂消毒双手，推车回治疗室。

（6）按医疗废物分类处理原则处理用物，将氧气装置内液体倒出，拧下湿化孔杯，将湿化瓶和湿化孔杯浸泡在含有效氯 500 mg/L 消毒液桶内，30 分钟后清洗晾干备用。氧气表用含有效氯 500 mg/L 消毒液小毛巾擦拭干净，放回原处备用。

（7）洗手，记录用氧停止时间。

（六）注意事项

（1）在操作过程中要随时注意患者的病情变化并给予人文关怀。

（2）严格遵守操作规程，切实做好防火、防油、防热，注意用氧安全。

（3）使用氧气时，应先调节氧流量后再使用，停用时应先拔除鼻导管，再关氧气开关，以免操作失误，大量氧气突然冲入呼吸道而损伤患者肺组织。

（4）一般情况下，湿化瓶内放 1/2～2/3 的灭菌注射用水或灭菌蒸馏水。肺水肿时遵医嘱瓶内放 30%～50% 乙醇，因乙醇可降低肺泡内泡沫的表面张力，使泡沫破裂，扩大气体和肺泡壁接触面，使气体易于弥散，改善气体交换功能。

（5）氧气吸入浓度计算公式：浓度（%）＝21＋4×氧流量。

（6）长期吸氧患者，24 小时更换一次湿化瓶内液体。

（7）吸氧结束后，将湿化瓶和湿化孔杯浸泡在含有效氯 500 mg/L 消毒液桶内，30 分钟后清洗晾干备用。氧气表用含有效氯 500 mg/L 消毒液小毛巾擦拭干净，放回原处备用。

二、一次性吸氧装置氧气吸入

（一）目的

提高血氧含量和动脉血氧饱和度。

（二）评估

1.评估用物

检查手电，使用状态良好。

2.评估患者

（1）两人核对医嘱。

（2）核对患者床号、姓名、病历号和腕带（请患者自己说出床号和姓名）。

（3）了解患者病情，呼吸状态、缺氧程度（口唇和甲床发绀程度）、意识状态、合作程度和对吸氧的心理反应，鼻腔状况。

（4）告知患者用氧目的、操作方法，并指导患者配合。

3.评估环境

安静整洁，宽敞明亮。床旁有无中心供氧装置，环境是否安全（无明火、无漏气）。

（三）操作前准备

1.人员准备

仪表整洁，符合要求。洗手、戴口罩。

2.物品准备

治疗车上层放置清洁盘或治疗盘内放置氧气装置1套（检查氧气装置是否完好）、一次性湿化瓶、一次性吸氧管2根、无菌棉签、小水杯1个、灭菌蒸馏水或灭菌注射用水（注明吸氧专用和日期）、护理治疗单、快速手消毒剂。治疗车下层放置生活垃圾桶、医疗废物桶。

（四）操作程序

（1）携用物推车至患者床旁，核对床号、姓名、病历号和腕带（请患者自己说出床号和姓名）。

（2）协助患者取舒适卧位。

（3）安装氧气装置，向外轻拉下接头，检查安装是否牢固。

（4）打开一次性湿化瓶外包装，取出湿化瓶外包装置于生活垃圾桶内（有效期为11天）。

（5）确保氧气流量计处于关闭状态，将流量计插入设备带，拔除加湿通路瓶体进气口密封帽，将加湿通路瓶体进气口插入流量计快插接头内，听到"咔"声并略用力向下拉动不脱离即为连接成功。

（6）拔下加湿通路瓶体出气口密封帽，接通氧气调至所需流量10秒后，将输送管路（面罩软管）与加湿通路瓶体出口处连接，即可吸氧。

（7）打开灭菌注射用水，先倒入小水杯少许，取棉签蘸取小水杯内灭菌注射用水，清洁一侧或双侧鼻腔，棉签置于医疗废物桶内。

（8）打开一次性吸氧导管外包装，取出吸氧管，外包装置于生活垃圾桶内，将一次性吸氧导管连接至吸氧装置上，打开流量表开关，遵医嘱调节至所需流量。

（9）再次核对患者床号和姓名。

(10)将吸氧管末端置于前臂内侧,检查吸氧管是否通畅,将吸氧管轻轻放入患者鼻孔,固定好吸氧管。

(11)观察患者缺氧改善情况,并告知注意事项和用氧安全,请患者不要自行调节氧流量等。将呼叫器放置于患者枕边,妥善安置患者。

(12)再次核对患者床号和姓名。

(13)用快速手消毒剂消毒双手。

(14)推车回治疗室,洗手。

(15)记录用氧开始时间和氧流量,定时巡视,观察患者用氧情况。

(五)停止吸氧

(1)遵医嘱停止氧气吸入,两人核对医嘱。

(2)携用物推车至患者床旁,再次核对床号、姓名、病历号和腕带。观察患者吸氧后症状改善情况(口唇和甲床发绀程度),并向患者作好解释。

(3)松开患者吸氧管固定装置,取下吸氧管,关闭流量表,握持加湿通路瓶体的同时将快插接头压套上提即可取下产品。

(4)将吸氧管摘下置于医疗废物桶内,协助患者用纸巾清洁面颊,纸巾置于生活垃圾桶内。

(5)妥善安置患者,整理床单位,将呼叫器放于患者枕边,卸下氧气装置,放置于治疗车下层。

(6)用快速手消毒剂消毒双手,推车回治疗室。

(7)按医疗废物分类处理原则处理用物,将一次性湿化瓶和氧气鼻导管弃入医疗废物桶内,氧气表用含有效氯 500 mg/L 消毒液小毛巾擦拭干净,放回原处备用。

(8)洗手,记录用氧停止时间。

(六)注意事项

(1)在操作过程中要随时注意患者的病情变化并给予人文关怀。

(2)严格遵守操作规程,切实做好防火、防油、防热,注意用氧安全。

(3)包装和内容物破损,加湿通路漏液,零部件缺失、形变或连接部分分离时,严禁使用。

(4)加湿通路瓶体内湿化液混浊、有异物时,严禁使用。

(5)包装开启,立即使用。

(6)使用时严禁上提流量计快插接头压套,以免吸氧装置坠落。

（7）加湿通路瓶体使用时应保持竖直,倾斜不得超过30°。

（8）使用氧气时,应先调节氧流量后再使用,停用时应先拔除鼻导管,再关氧气开关,以免操作失误,大量氧气突然冲入呼吸道而损伤患者肺组织。

（9）一般情况下,湿化瓶内放 1/2～2/3 的灭菌注射用水或灭菌蒸馏水。肺水肿时遵医嘱瓶内放 30%～50% 乙醇,因乙醇可降低肺泡内泡沫的表面张力,使泡沫破裂,扩大气体和肺泡壁接触面,使气体易弥散,改善气体交换功能。

（10）氧气吸入浓度计算公式:浓度（%）＝21＋4×氧流量。

（11）长期吸氧患者,观察湿化瓶中无菌用水的量,及时更换。标明开瓶日期和有效期（有效期 11 天）。

（12）吸氧结束后,湿化瓶弃入生活垃圾桶,吸氧管弃入医疗废物桶。

（13）氧气表用含有效氯 500 mg/L 消毒液小毛巾擦拭干净,放回原处备用。

（14）当湿化液液面下降至最低液位线时须更换产品。

（15）除正常悬挂使用外,氧气流量计与加湿通路瓶体应分开放置,以免倾倒致湿化液进入流量计内。

（16）严禁挤压加湿通路瓶体,以免变形漏液。

第四节 导 尿 术

一、女患者导尿

(一)目的

（1）为尿潴留患者引出尿液,减轻痛苦。

（2）协助临床诊断留尿做细菌培养;测定残余尿量、膀胱容量和膀胱测压;进行尿道或膀胱造影等。

（3）为膀胱肿瘤患者进行膀胱化疗。

（4）抢救危重、休克患者时,准确记录尿量,测尿比重,观察患者病情变化。

（5）盆腔内器官手术前排空膀胱,避免术中误伤。

（6）某些泌尿系统疾病,术后留置导尿管,便于持续引流和冲洗,并可减轻手术切口的张力,利于愈合。

（7）昏迷,尿失禁,截瘫或会阴部、肛门有伤口不宜自行排尿者,可保持局部清洁、干燥。

(二)评估

1.评估患者

(1)两人核对医嘱。

(2)核对患者床号、姓名、病历号和腕带(请患者自己说出床号和姓名)。

(3)评估患者病情、意识、合作程度、心理反应和自理能力。

(4)解释操作目的和方法,指导患者配合。

(5)评估患者排尿和治疗情况。

(6)评估患者膀胱充盈度和会阴部皮肤清洁情况。

(7)评估患者尿道口周围情况,有无破溃。

2.评估环境

安静整洁,宽敞明亮(是否有屏风或隔帘遮挡)。

(三)操作前准备

1.人员准备

仪表整洁,符合要求。洗手、戴口罩。

2.物品准备

治疗车上层放置快速手消毒剂、一次性无菌导尿包(内有弯盘2个、带卡子的导尿管1根、镊子2把、碘伏棉球2包、孔巾、液状石蜡棉球1包、有盖标本小瓶2个、无菌手套2副、别针1个、引流袋1个、装有10 mL生理盐水注射器1支)、备用无菌导尿管1根、一套无菌冲洗盘(对合放置,一个盘内放无菌棉球8个、粗纱布1块、镊子2把)、0.25‰碘伏溶液、10%肥皂水、温水壶、备用引流袋1个、备用无菌手套1副。要保证以上物品符合要求,均在有效期内。治疗车下层放置一次性无菌棉垫2个、1 000 mL量杯1个、便盆、生活垃圾桶、医疗废物桶。

(四)操作程序

(1)携用物推车至患者床旁,与患者核对床号、姓名、病历号和腕带(请患者自己说出床号和姓名)。

(2)再次说明导尿的目的,指导患者配合。

(3)关好门窗,隔离帘遮挡。

(4)松开被尾,站于患者右侧,协助患者取仰卧屈膝位,脱去患者对侧裤子盖在近侧腿上,将对侧腿和上身用棉被遮盖,注意保暖,双腿略外展,暴露会阴。

(5)一次性棉垫垫于臀下,臀下垫便盆。

(6)用快速手消毒剂消毒双手,在治疗车上将两弯盘平放,用第一把镊子取4个棉球放于空弯盘内,用10％肥皂水浸湿。

(7)持第一把镊子夹肥皂水棉球擦洗外阴,顺序为阴阜至远侧腹股沟-大小阴唇至近侧腹股沟-大小阴唇至阴蒂-尿道口-肛门。

(8)将镊子放空弯盘内,用第二把镊子夹3个干棉球至空弯盘内。

(9)左手持温水壶,嘱患者鼓起腹部,冲阴阜。

(10)右手持第一把镊子分别取3个棉球,边冲边擦,顺序为远侧腹股沟-大小阴唇至近侧腹股沟-大小阴唇至阴蒂-尿道口-阴道口-肛门。

(11)将第一把镊子和空弯盘置于车下层。

(12)左手持0.25‰碘伏溶液,右手持镊子夹取最后1个干棉球,分开左右小阴唇。

(13)用碘伏溶液冲洗。

(14)夹取无菌纱布将腹股沟和臀部液体擦干,弯盘、镊子置于车下层。

(15)撤去便盆和棉垫置于车下层。将初步消毒物品按医疗废物处理原则分类处理。用快速手消毒剂消毒双手。

(16)将无菌导尿包置于患者双腿之间,打开形成无菌区。

(17)戴无菌手套,铺孔巾。将空弯盘移至会阴下方,同时用一把镊子将碘伏棉球夹到空弯盘内并用该镊子夹取液状石蜡棉球润滑导尿管前端4～6 cm,检验水囊,用纱布分开小阴唇,暴露尿道口,用碘伏棉球消毒。顺序为尿道口-对侧小阴唇-近侧小阴唇-再消毒尿道口。

(18)再次核对患者床号和姓名。

(19)更换镊子,夹住导尿管缓缓插入4～6 cm,同时指导患者调整呼吸、放松,见尿后再插入1～2 cm。给水囊注水10 mL,向外轻拉导尿管,确保固定有效。

(20)擦净外阴部,准确连接集尿袋并妥善固定,尿袋收集袋低于耻骨联合水平。整理用后的物品并放入车下。

(21)告知患者注意事项,再次核对患者床号和姓名。

(22)脱去手套,用快速手消毒剂消毒双手。

(23)在导尿管分叉处粘贴导尿管标识,并注明留置时间,并用标记笔在尿袋上做好相应的标记(名称和时间)。

(24)协助患者穿好衣裤并恢复舒适体位,整理床单位,观察患者病情变化,呼叫器放于患者枕边,并做好解释工作。

(25)用快速手消毒剂消毒双手,携用物回治疗室,按医疗废物处理原则清理用物。肝功能异常和感染的患者按消毒隔离处理。

(26)洗手,按要求书写护理记录单。

(五)注意事项

(1)导尿过程中严格遵循无菌技术操作原则,避免污染,保护患者隐私。

(2)为女患者导尿时,注意看清尿道口,勿将导尿管插入阴道。如误入阴道,应立即更换导尿管重新插入。

(3)尿潴留患者一次导出尿量不宜超过1 000 mL,以防出现虚脱和血尿。

(4)每根导尿管只能使用一次。应选择粗细适宜的导尿管,插管时动作轻柔。

(5)保护患者自尊,耐心解释,操作环境要遮挡,应注意保暖。

(6)指导患者在留置导尿管期间保证充足液体入量,预防发生结晶和感染。

(7)患者离床时,导尿管和尿袋应妥善安置。

(8)指导患者在留置导尿管期间注意防止导尿管打折、弯曲、受压、脱出等情况发生,保持通畅。

(9)指导患者保持尿袋高度低于耻骨联合水平,防止逆行感染。

(10)指导长期留置导尿管的患者进行骨盆底肌的锻炼,增强控制排尿的能力。

二、男患者导尿

(一)目的

(1)解除患者尿潴留。

(2)手术前准备。

(3)留取无菌尿培养标本。

(4)为膀胱肿瘤患者进行膀胱腔内化疗和协助临床诊断。

(二)评估

1.评估患者

(1)两人核对医嘱。

(2)核对床号、姓名、病历号和腕带(请患者自己说出床号和姓名)。

(3)了解患者病情、意识状态、配合能力、心理反应和自理能力。

　（4）向患者解释操作目的和过程，取得患者配合。

　（5）评估患者排尿和治疗情况。

　（6）评估患者膀胱充盈度和会阴部皮肤清洁情况。

　（7）评估患者尿道口周围情况，有无破溃。

2.评估环境

安静整洁，宽敞明亮，室温适宜。

（三）操作前准备

1.人员准备

仪表整洁，符合要求。洗手、戴口罩。

2.物品准备

治疗车上层放置快速手消毒剂、一次性无菌导尿包［内有弯盘 2 个、导尿管 1 根、一次性尿袋 1 个、镊子 2 把、推注器（含预注水）、孔巾 1 张、消毒液状石蜡棉纱 1 包、试管 1 个、无菌手套 1 副］、纱布 1 块、清洁包 1 套（包括弯盘 1 个、碘伏棉球 1 包、镊子 1 把、无菌手套 1 只、纱布 1 块）、无菌镊子罐和持物钳、备用导尿管 1 根、别针 1 个、备用尿袋 1 个、一次性中单 1 个。要保证以上物品符合要求，均在有效期内。治疗车下层放置 1 000 mL 量杯 1 个、生活垃圾桶、医疗废物桶。

（四）操作程序

　（1）携用物推车至患者床旁，与患者核对床号、姓名、病历号和腕带（请患者自己说出床号和姓名）。

　（2）再次说明导尿的目的。

　（3）关好门窗，隔离帘遮挡。

　（4）松开被尾，站于患者右侧，协助患者脱去对侧裤子盖在近侧腿上，对侧腿用被子遮盖。协助患者取仰卧屈膝位，双腿略外展，暴露外阴。

　（5）臀下垫一次性中单。

　（6）用快速手消毒剂消毒双手。

　（7）在治疗车上打开导尿包，取出清洁包。

　（8）撕开消毒棉球袋，倒入弯盘内，弯盘置于两腿之间。

　（9）左手戴无菌手套，右手持镊子夹棉球依次消毒，步骤如下：①先擦洗阴茎背面，顺序为中、左、右各用一个棉球擦洗。②左手持纱布提起阴茎并后推包皮，充分暴露冠状沟，夹取棉球依次螺旋擦洗尿道口、龟头、冠状沟。③将阴茎提起，用棉球自龟头向下消毒至阴囊处，顺序为中、左、右。④将纱布垫于阴茎与阴囊之间。

(10)用后物品放置弯盘内,并将弯盘移至床尾,脱手套。

(11)用快速手消毒剂消毒双手。

(12)在患者两腿间打开导尿包,戴手套,取出消毒棉球放于弯盘一侧。

(13)取尿袋与导尿管衔接后,撕开液状石蜡棉纱袋,用无菌镊夹液状石蜡纱布润滑导尿管。

(14)铺孔巾,孔巾与导尿包内面重叠。

(15)左手垫纱布提起阴茎,使之与腹壁呈60°,暴露尿道口,螺旋消毒尿道口和龟头,左手不动,右手另换无菌镊子持导尿管,轻轻插入尿道,见尿后将导尿管全部插入,气囊导尿管注水 $10\sim15$ mL,轻拉导尿管有阻力感则证明已固定好,顺势将包皮复原。

(16)将尿袋从孔巾中穿出,通过股下用别针固定在床沿上。

(17)导尿完毕,撤去孔巾,擦净外阴,撤去一次性中单。脱去手套。

(18)在导尿管分叉处粘贴导尿管标识,注明留置时间,并用黑色记号笔在尿袋上做好相应的标记(名称和时间)。

(19)再次核对患者床号和姓名。

(20)协助患者恢复舒适体位,整理床单位,呼叫器置于患者枕边,并做好解释工作,告知患者注意事项,拉开隔帘。

(21)用快速手消毒剂消毒双手。

(22)携用物回治疗室,按医疗废物处理原则清理用物。

(23)洗手,按要求书写护理记录单。

(五)注意事项

(1)导尿过程中严格遵循无菌技术操作原则,避免污染,导尿管脱出或污染时,应更换导尿管重新插入。

(2)操作中注意保护患者隐私。

(3)充分润滑导尿管,插管必须轻柔,尤其为男患者导尿时,应注意3个弯曲2个狭窄,切忌过快过猛,防止损伤尿道黏膜。

(4)尿潴留患者一次导出尿量不宜超过 1 000 mL,以防出现虚脱和血尿。

(5)指导患者在留置导尿管期间保证充足液体入量,预防发生结晶或感染。

(6)指导患者在留置导尿管期间注意防止导尿管打折、弯曲、受压、脱出等情况发生,保持通畅。

(7)指导患者保持尿袋高度低于耻骨联合水平,防止逆行感染。

（8）定时排放引流袋尿液,按要求定时更换引流袋和导尿管,每天清洁尿道口,保持局部清洁、干燥。

（9）注意倾听患者的主诉,并观察尿液有无异常。

第五节　协助沐浴

一、目的

（1）去除皮肤污垢,保持皮肤清洁,使患者舒适。

（2）促进皮肤血液循环,增强其排泄功能,预防感染和压疮等并发症。

（3）观察患者全身皮肤有无异常,为临床诊治提供依据。

二、评估

（一）评估患者

（1）两人核对医嘱。

（2）核对患者床号、姓名、病历号和腕带(请患者自己说出床号和姓名)。

（3）评估患者病情、意识和心理状态、自理能力、合作程度。

（4）评估患者肢体肌力和关节活动度、皮肤感觉、清洁度,皮肤有无异常改变。

（5）评估患者对保持皮肤清洁、健康相关知识的了解程度和要求等。

（6）向患者解释操作的目的、方法、注意事项和指导患者配合。

（二）评估环境

安静整洁,宽敞明亮,必要时进行遮挡。

三、操作前准备

（一）人员准备

仪表整洁,符合要求。洗手、戴口罩。

（二）物品准备

治疗车上层放置毛巾、浴巾、浴液、洗发液、清洁衣裤、拖鞋、快速手消毒剂,要保证以上物品符合要求,均在有效期内。治疗车下层放置医疗废物桶、生活垃圾桶。

(三)环境准备

调节室温至 24 ℃±2 ℃,水温保持在 40～45 ℃。

四、操作程序

(1)携用物推车至患者床旁,核对床号、姓名、病历号和腕带(请患者自己说出床号和姓名)。

(2)协助患者将洗浴用具放于浴盆或浴室内易取处,并放置防滑垫。

(3)协助患者进入浴室,嘱其穿好防滑拖鞋,协助其脱衣裤。

(4)指导患者调节冷、热水开关和使用浴室呼叫器,不反锁浴室门。

(5)扶持患者进入浴盆。

(6)沐浴后协助患者移出浴盆或浴室,用浴巾帮其擦干皮肤,穿清洁衣裤。

(7)协助患者回病床,取舒适卧位,观察患者沐浴后反应。

(8)将洗浴用具归还原处,清洁浴室。

(9)用快速手消毒剂消毒双手后推车回治疗室,按医疗废物分类处理原则处理用物。

(10)洗手,书写护理记录,记录沐浴时间、患者反应等。

五、注意事项

(1)沐浴应在进食 1 小时后进行,以免影响消化功能。

(2)妊娠 7 个月以上孕妇不宜盆浴,衰弱、创伤和心脏病需卧床休息的患者,均不宜盆浴和淋浴。

(3)注意室温和水温的调节,防止患者受凉或烫伤。

(4)浴室内应配备防跌倒设施(防滑垫、浴凳、扶手等)。

(5)向患者解释呼叫器的使用方法,嘱患者如在沐浴过程中感到不适应立即呼叫请求帮助。

(6)沐浴时不应用湿手接触电源开关,不要反锁浴室门。

(7)沐浴时入浴时间不可过久,防止发生晕厥、跌倒等意外。

(8)若遇患者发生晕厥,应迅速到位进行救治和护理。

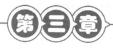

神经内科疾病护理

第一节　短暂性脑缺血发作

短暂性脑缺血发作(transient ischemic attack,TIA)是指因脑血管病变引起的短暂性、局限性脑功能缺失或视网膜功能障碍。临床症状一般持续 10～20 分钟,多在 1 小时内缓解,最长不超过 24 小时,不遗留神经功能缺失症状,结构性影像学检查无责任病灶。凡临床症状持续超过 1 小时且神经影像学检查有明确病灶者不宜称为 TIA。

1975 年,曾将 TIA 定义限定为 24 小时,这是基于时间的定义。2002 年,美国 TIA 工作组提出了新的定义,即由于局部脑或视网膜缺血引起的短暂性神经功能缺损发作,典型临床症状持续不超过 1 小时,且无急性脑梗死的证据。TIA 新的基于组织学的定义以脑组织有无损伤为基础,更有利于临床医师及时进行评价,使急性脑缺血能得到迅速干预。

流行病学统计表明,15％的脑卒中患者曾发生过 TIA。不包括未就诊的患者,美国每年 TIA 发作人数估计为 20 万～50 万人。TIA 患者脑卒中发病率明显高于一般人群,TIA 后第 1 个月内发生脑梗死者占 4％～8％;1 年内发生脑梗死者占 12％～13％;5 年内增至 24％～29％。TIA 患者脑卒中发病率在第 1 年内较一般人群高 13～16 倍,是最严重的"卒中预警"事件,也是治疗干预的最佳时机,频发 TIA 更应以急诊处理。

本病相当于中医学"微风""小中风""中风先兆""眩晕"等病证。

一、病因与发病机制

(一)中医病因病机

中医学认为短暂性脑缺血之所以随发随止,是因为气血尚未衰败;之所以反复发作,是因为机体内致病因素存在;之所以多无持久的意识障碍,是由于尚未中脏腑。其病因病机与中风相同。风、火、痰、瘀、虚是其主要病因病机。

1.风火上炎

素体阳盛,性情急躁,肝火旺盛,或郁怒伤肝,肝郁化火,亢而动风,风火上炎,鼓荡气血上冲犯脑。

2.风痰瘀阻

因五志过极,暴怒伤肝,引动心火,风火夹痰,气血阻滞等,而见经络失常症状。

3.痰热腑实

饮食不节,肥甘厚腻,痰热内生,风阳夹痰,蒙蔽清窍。

4.气虚血瘀

由于积损正衰、年老体弱等致正气不足,卫外不顾,外邪入中经络,气血痹阻。

5.阴虚风动

劳累过度,肝肾阴虚,肝阳上亢,上扰清窍。病性多为本虚标实,上盛下虚。在本为肝肾阴虚,在标为风火相扇,痰湿壅盛,气血运行不畅。其基本病机为气血阻滞、经络失常。

(二)西医病因与发病机制

1.病因

TIA病因各有不同,主要是动脉粥样硬化和心源性栓子。多数学者认为微栓塞或血流动力学障碍是TIA发病的主要原因,90%左右的微栓子来源于心脏和动脉系统,动脉粥样硬化是50岁以上患者发生TIA的最常见原因。

2.发病机制

TIA的真正发病机制至今尚未完全阐明。主要有血流动力学改变学说和微栓子学说。

(1)血流动力学改变学说:TIA的主要原因是血管本身病变。动脉粥样硬化造成大血管的严重狭窄,由于病变血管自身调节能力下降,当一些因素引起灌注压降低时,病变血管支配区域的血流就会显著下降,同时又可能存在全血黏度增高、红细胞变形能力下降和血小板功能亢进等血液流变学改变,促进了微循环障碍的发生,而使局部血管无法保持血流量的恒定,导致相应供血区域TIA的发生。血流动力学型TIA在大动脉严重狭窄的基础上合并血压下降,可导致远端一过性脑供血不足症状,当血压回升时此症状可缓解。

（2）微栓子学说：大动脉的不稳定粥样硬化斑块破裂，脱落的栓子随血流移动，阻塞远端动脉，随后栓子很快发生自溶，临床表现为一过性缺血发作。动脉微栓子来源最常见的部位是颈内动脉系统。心源性栓子为微栓子的另一来源，多见于心房颤动、心瓣膜疾病及左心室血栓形成。

（3）其他学说：脑动脉痉挛、受压学说，如脑血管受到各种刺激造成的痉挛或由于颈椎骨质增生压迫椎动脉造成缺血；颅外血管盗血学说，如锁骨下动脉严重狭窄，椎动脉脑血流逆行，导致颅内灌注不足等。

TIA 常见的危险因素包括高龄、高血压、抽烟、心脏病（冠心病、心律失常、充血性心力衰竭、心脏瓣膜病）、高血脂、糖尿病和糖耐量异常、肥胖、不健康饮食、体力活动过少、过度饮酒、口服避孕药或绝经后雌激素的应用、高同型半胱氨酸血症、抗心磷脂抗体综合征、蛋白 C/蛋白 S 缺乏症等。

二、临床表现

TIA 多发于老年人，男性多于女性。患者发病突然，可完全恢复，不遗留神经功能缺损的症状和体征，多有反复发作的病史。持续时间短暂，一般为 10～15 分钟，颈内动脉系统平均为 14 分钟，椎-基底动脉系统平均为 8 分钟，每天可有数次发作，发作间期无神经系统症状及阳性体征。颈内动脉系统 TIA 与椎-基底动脉系统 TIA 相比，发作频率较少，但更容易发展为脑梗死。

TIA 神经功能缺损的临床表现依据受累的血管供血范围而不同，临床常见的神经功能缺损有两种。

（一）颈动脉系统 TIA

颈动脉系统 TIA 最常见的症状为对侧面部或肢体的一过性无力和感觉障碍、偏盲，偏侧肢体或单肢的发作性轻瘫，通常以上肢和面部较重，优势半球受累可出现语言障碍。单眼视力障碍为颈内动脉系统 TIA 所特有，短暂的单眼黑蒙是颈内动脉分支——眼动脉缺血的特征性症状，表现为短暂性视物模糊、眼前灰暗感或云雾状。

（二）椎-基底动脉系统 TIA

椎-基底动脉系统 TIA 常见的症状为眩晕、头晕、平衡障碍、复视、构音障碍、吞咽困难、皮质性盲和视野缺损、共济失调、交叉性肢体瘫痪或感觉障碍。脑干网状结构缺血可能由于双下肢突然失张力，造成跌倒发作。颞叶、海马、边缘系统等部位缺血可能出现短暂性全面性遗忘症，表现为突发的一过性记忆丧失，时间、空间定向力障碍，患者有自知力，无意识障碍，对话、书写、计算能力保留，症状可持续数分钟至数小时。

血流动力学型 TIA 与微栓塞型 TIA 在临床表现上也有所区别(表 3-1)。

表 3-1　血流动力学型 TIA 与微栓塞型 TIA 的临床鉴别要点

临床表现	血流动力学型	微栓塞型
发作频率	密集	稀疏
持续时间	短暂	较长
临床特点	刻板	多变

三、辅助检查

治疗的结果与确定病因直接相关,辅助检查的目的就在于确定病因及危险因素。

(一)TIA 的神经影像学表现

普通计算机断层扫描(computed tomography,CT)和磁共振成像(magnetic resonance imaging,MRI)扫描正常。MRI 灌注成像表现可有局部脑血流降低,但不出现 MRI 弥散成像的影像异常。TIA 作为临床常见的脑缺血急症,要进行快速的综合评估,尤其是 MRI 检查(包括 MRI 弥散成像和 MRI 灌注成像),以便鉴别脑卒中、确定半暗带、制定治疗方案和判断预后。CT 检查可以排除脑出血、硬膜下血肿、脑肿瘤、动静脉畸形和动脉瘤等临床表现与 TIA 相似的疾病,必要时需行腰椎穿刺以排除蛛网膜下腔出血。CT 血管成像、磁共振血管成像有助于了解血管情况。梗死型 TIA 的概念是指临床表现为 TIA,但影像学上有脑梗死的证据,早期的 MRI 弥散成像检查发现,20%～40%临床上表现为 TIA 的患者存在梗死灶。但实际上根据 TIA 的新概念,只要出现了梗死灶就不能诊断为 TIA。

(二)血浆同型半胱氨酸检查

血浆同型半胱氨酸浓度与动脉粥样硬化程度密切相关,血浆同型半胱氨酸水平升高是全身性动脉硬化的独立危险因素。

(三)其他检查

其他检查包括经颅多普勒超声检查可发现颅内动脉狭窄,并且可进行血流状况评估和微栓子检测。血常规和生化检查也是必要的,神经心理学检查可能发现轻微的脑功能损害。双侧肱动脉压、桡动脉搏动、双侧颈动脉及心脏有无杂音、全血和血小板检查、血脂、空腹血糖及糖耐量、纤维蛋白原、凝血功能、抗心磷脂抗体、心电图、心脏及颈动脉超声、经颅多普勒超声、数字减影血管造影等,有助于发现 TIA 的病因和危险因素、评判动脉狭窄程度、评估侧支循环建立程度和进行微栓子的检测;有条件时应考虑经食管超声心动图检查,可能发现卵圆孔未闭等心源性栓子的来源。

四、诊断与鉴别诊断

(一)诊断

诊断只能依靠病史,根据血管分布区内急性短暂神经功能障碍与可逆性发作的特点,结合 CT 排除出血性疾病后可考虑 TIA。确立 TIA 诊断后应进一步进行病因、发病机制的诊断和危险因素分析。TIA 和脑梗死之间并没有截然的区别,二者应被视为一个疾病动态演变过程的不同阶段,应尽可能采用"组织学损害"的标准界定二者。

(二)鉴别诊断

鉴别需要考虑其他可以导致短暂性神经功能障碍发作的疾病。

1.局灶性癫痫后出现的 Todd 麻痹

局限性运动性发作后可能遗留短暂的肢体无力或轻度偏瘫,持续 0.5～36 小时可消除。患者有明确的癫痫病史,脑电图可见局限性异常,CT 或 MRI 可能发现脑内病灶。

2.偏瘫型偏头痛

偏瘫型偏头痛多于青年期发病,女性多见,可有家族史,头痛发作的同时或过后出现同侧或对侧肢体不同程度瘫痪,并可在头痛消退后持续一段时间。

3.晕厥

晕厥为短暂性弥漫性脑缺血、缺氧所致,患者表现为短暂性意识丧失,常伴有面色苍白、大汗、血压下降,脑电图多数正常。

4.梅尼埃病

发病年龄较轻,发作性眩晕、恶心、呕吐可与椎-基底动脉系统 TIA 相似,反复发作常合并耳鸣及听力减退,症状可持续数小时至数天,但缺乏中枢神经系统定位体征。

5.其他

血糖异常、血压异常、颅内结构性损伤(如肿瘤、血管畸形、硬膜下血肿、动脉瘤等)、多发性硬化等,也可能出现类似 TIA 的临床症状。临床上可以依靠影像学资料和实验室检查进行鉴别诊断。

五、治疗

TIA 是缺血性血管病变的重要部分。TIA 既是急症,也是预防缺血性血管病变的最佳和最重要时机。TIA 的治疗与二级预防密切结合,可减少脑卒中及其他缺血性血管事件的发生。TIA 症状持续 1 小时以上,应按照急性脑卒中流程进行处理。根据 TIA 病因和发病机制的不同,应采取不同的治疗策略。

(一)控制危险因素

TIA 需要严格控制危险因素,包括调整血压、血糖、血脂、血浆同型半胱氨酸,以及戒烟、治疗心脏疾病、避免大量饮酒、有规律的体育锻炼、控制体重等。已经发生 TIA 的患者或高危人群可长期服用抗血小板药物。肠溶阿司匹林为目前最主要的预防性用药之一。

(二)药物治疗

1.抗血小板聚集药物

抗血小板聚集药物可阻止血小板活化、黏附和聚集,防止血栓形成,减少动脉-动脉微栓子。常用药物如下。

(1)阿司匹林肠溶片:通过抑制环氧化酶减少血小板内花生四烯酸转化为血栓烷 A_2,防止血小板聚集,各国指南推荐的标准剂量不同,我国指南的推荐剂量为 $75 \sim 150$ mg/d。

(2)氯吡格雷:也是被广泛采用的抗血小板药,通过抑制血小板表面的二磷酸腺苷受体阻止血小板积聚,常用剂量为 75 mg/d。

(3)双嘧达莫:为血小板磷酸二酯酶抑制剂,缓释剂可与阿司匹林联合使用,效果优于单用阿司匹林。

2.抗凝治疗

考虑存在心源性栓子的患者应给予抗凝治疗。抗凝剂种类很多,肝素、低分子量肝素、口服抗凝剂(如华法林、香豆素)等均可选用,但除低分子量肝素外,其他抗凝剂如肝素、华法林等在应用过程中应注意检测患者凝血功能,以避免发生出血不良反应。常用药物如下。①低分子量肝素:每次 $4\,000 \sim 5\,000$ U,腹部皮下注射,每天 2 次,连用 $7 \sim 10$ 天,与普通肝素比较,生物利用度好,使用安全。②口服华法林:$6 \sim 12$ mg/d,3 天后改为 $2 \sim 6$ mg/d 维持,目标国际标准化比值(INR)范围为 $2.0 \sim 3.0$。

3.降压治疗

血流动力学型 TIA 的治疗以改善脑供血为主,慎用血管扩张药物,除抗血小板聚集、降脂治疗外，需慎重管理血压，避免降压过度，必要时可给予扩容治疗。在大动脉狭窄解除后，可考虑将血压控制在目标值以下。

4.生化治疗

生化治疗主要防治动脉硬化及其引起的动脉狭窄和痉挛，以及斑块脱落的微栓子栓塞造成 TIA。常用药物如下：维生素 B_1，每次 10 mg，3 次/天；维生素 B_2，每次 5 mg，3 次/天；维生素 B_6，每次 10 mg，3 次/天；复合维生素 B，每次 10 mg，3 次/天；维生素 C，每次 100 mg，3 次/天；叶酸片，每次5 mg，3 次/天。

（三）手术治疗

颈动脉剥脱术和颈动脉支架治疗适用于症状性颈动脉狭窄 70%以上的患者，在临床实际操作时应从严掌握适应证。仅为预防脑卒中而让无症状的颈动脉狭窄患者冒险进行手术不是正确的选择。

第二节　特发性面神经麻痹

特发性面神经麻痹又称面神经炎、Bell 麻痹，是面神经在茎乳孔以上面神经管内段的急性非化脓性炎症。

一、病因

病因不明，一般认为是面部受冷风吹袭、病毒感染、自主神经功能紊乱造成面神经的营养微血管痉挛，引起局部组织缺血、缺氧所致。近年来也有学者认为可能是一种免疫反应。膝状神经节综合征则是带状疱疹病毒感染，使膝状神经节及面神经发生炎症所致。

二、临床表现

无年龄和性别差异，多为单侧，偶见双侧，多为吉兰-巴雷综合征。发病与季节无关，通常急性起病，数小时至 3 天达到高峰。病前 1～3 天患侧乳突区可有疼痛。同侧额纹消失，眼裂增大，闭眼时，眼睑闭合不全，眼球向外上方转动并露出白色巩膜，称 Bell 现象。病侧鼻唇沟变浅，口角下垂。不能做噘嘴和吹口哨动作，鼓腮时病侧口角漏气，食物常滞留于齿颊之间。

若病变波及鼓索神经，则可有同侧舌前 2/3 味觉减退或消失。镫骨肌支以上部位受累时,出现同侧听觉过敏。膝状神经节受累时除面瘫、味觉障碍和听觉过敏外,还有同侧唾液、泪腺分泌障碍,耳内及耳后疼痛,外耳道及耳郭部位有带状疱疹,称膝状神经节综合征。一般预后良好,通常于起病1周后开始恢复,2~3个月痊愈。发病时伴有乳突疼痛,患有糖尿病和动脉硬化者,以及老年患者预后差。可遗有面肌痉挛或面肌抽搐。可根据肌电图检查及面神经传导功能测定判断面神经受损的程度和预后。

三、诊断与鉴别诊断

根据急性起病的周围性面瘫即可诊断。但需与以下疾病鉴别。

(1)吉兰-巴雷综合征:可有周围面瘫,多为双侧性,并伴有对称性肢体瘫痪和脑脊液蛋白-细胞分离。

(2)中耳炎、迷路炎、乳突炎等并发的耳源性面神经麻痹,以及腮腺炎肿瘤、下颌化脓性淋巴结炎等所致者多有原发病的特殊症状及病史。

(3)颅后窝肿瘤或脑膜炎引起的周围性面瘫:起病较慢,且有原发病及其他脑神经受损表现。

四、治疗

(一)急性期治疗

急性期治疗以改善局部血液循环,消除面神经的炎症和水肿为主。①如是带状疱疹所致的Hunt综合征,可口服阿昔洛韦5 mg/(kg·d),每天3次,连服7~10天。②类固醇皮质激素:泼尼松20~30 mg,每天1次,口服,连续7~10天。③改善微循环,减轻水肿:706代血浆(羟乙基淀粉)或右旋糖酐-40 250~500 mL,静脉滴注每天1次,连续7~10天,也可加用脱水利尿剂。④神经营养代谢药物的应用:维生素B_1 50~100 mg、维生素B_{12} 500 μg、胞磷胆碱250 mg、辅酶Q_{10} 5~10 mg等,肌内注射,每天1次。⑤理疗:茎乳孔附近超短波透热疗法,红外线照射。

(二)恢复期治疗

恢复期治疗以促进神经功能恢复为主。①口服维生素B_1、维生素B_{12}各1至2片,每天3次;地巴唑10~20 mg,每天3次。也可用加兰他敏2.5~5.0 mg,肌内注射,每天1次。②中药、针灸、理疗。③采用眼罩、滴眼药水、涂眼药膏等方法保护暴露的角膜。④病后2年仍不恢复者,可考虑进行神经移植治疗。

五、护理

(一)一般护理

(1)病后两周内应注意休息,减少外出。

(2)本病一般预后良好,约80%的患者可在3～6周痊愈,因此应向患者说明病情,使其积极配合治疗,解除心理压力,尤其是年轻患者,应保持健康心态。

(3)给予患者易消化、高热能的半流质饮食,保证机体足够营养代谢,增强身体抵抗力。

(二)观察要点

特发性面神经麻痹是神经科常见病之一,在护理观察中主要注意以下两方面的鉴别。

1.分清面瘫属中枢性还是周围性瘫痪

中枢性面瘫是由对侧皮质延髓束受损引起的,故只产生对侧下部面肌瘫痪,表现为鼻唇沟浅、口角下垂,露齿、鼓腮、吹口哨时出现肌肉瘫痪,而皱额、闭眼时仍正常或稍差。哭、笑等情感运动时,面肌仍能收缩。周围性面瘫患者所有表情肌均瘫痪,不论随意或情感活动,肌肉均无收缩。

2.正确判断患病一侧

面肌挛缩时病侧鼻唇沟加深,眼裂缩小,易误认健侧为病侧。如果让患者露齿时可见挛缩侧面肌不收缩,而健侧面肌收缩正常。

(三)保护暴露的角膜及防止结膜炎

由于患者不能闭眼,因此必须注意眼的清洁卫生。①外出必须戴眼罩,避免尘沙进入眼内;②每天抗生素眼药水滴眼,入睡前用眼药膏,以防止角膜炎或暴露性角结膜炎;③擦拭眼泪的正确方法是向上,以防止加重外翻;④注意用眼卫生,养成良好习惯,不能用脏手、脏手帕擦眼泪。

(四)保持口腔清洁防止牙周炎

由于患侧面肌瘫痪,进食时食物残渣常停留于患侧颊齿间,故应注意口腔卫生。①经常漱口,必要时使用消毒漱口液;②正确使用刷牙方法,应采用"短横法或竖转动法"两种方法,以去除菌斑及食物残片;③牙齿的邻面与间隙容易堆积菌斑而发生牙周炎,可用牙线紧贴牙齿颈部,然后在邻面做上下移动,每个牙齿4～6次,直至刮净;④牙龈乳头萎缩和齿间空隙大的情况下可用牙签沿着牙龈的形态线平行插入,不宜垂直插入,以免影响美观和功能。

(五)家庭护理

1.注意面部保暖

夏天避免在窗下睡觉,冬天迎风乘车要戴口罩,在野外作业时注意面部及耳后的保护。耳后及病侧面部给予温热敷。

2.平时加强身体锻炼

增强抗风寒侵袭的能力,积极治疗其他炎性疾病。

3.瘫痪面肌锻炼

因面肌瘫痪后常松弛无力,患者自己可对着镜子用手掌贴于瘫痪的面肌上做环形按摩,每天 3～4 次,每次 15 分钟,以促进血液循环,并可减轻患者面肌受健侧的过度牵拉。当神经功能开始恢复时,鼓励患者练习病侧的单个面肌的随意运动,以促进瘫痪肌的早日康复。

第三节 三叉神经痛

三叉神经痛是指三叉神经分布范围内反复发作的短暂性剧烈疼痛,分为原发性和继发性两种。前者病因未明,可能是某些致病因素使三叉神经脱髓鞘而产生异位冲动或伪突触传递。继发性三叉神经痛的常见原因有鼻咽癌颅底转移、中颅窝脑膜瘤、听神经瘤、半月节肿瘤、动脉瘤压迫、颅底骨折、脑膜炎、颅底蛛网膜炎、三叉神经节带状疱疹病毒感染等。

一、病因和发病机制

近年来由于显微血管减压术的开展,多数学者认为三叉神经痛的病因是邻近血管压迫了三叉神经根所致。绝大部分为小脑上动脉从三叉神经根的上方或内上方压迫了神经根,少数为小脑前下动脉从三叉神经根的下方压迫了神经根。血管对神经的压迫,使神经纤维挤压在一起,逐渐使其发生脱髓鞘改变,从而引起相邻纤维之间的短路现象,轻微的刺激即可形成一系列的冲动通过短路传入中枢,引起一阵阵剧烈的疼痛。

二、临床表现

患者多在 40 岁以上,女性略多于男性,多为单侧发病。突发闪电样、刀割样、钻顶样、烧灼样剧痛,严格限三叉神经感觉支配区内,伴有面部抽搐,又称"痛性抽搐",每次发作持续数秒钟至1～2分钟即骤然停止,间歇期无任何疼痛。在疲劳或紧张时发作较频繁。

三、治疗原则

对于三叉神经痛患者,无论是原发性或继发性,在未明确病因或难以查出病因的情况下均可用药物治疗或封闭治疗,以缓解症状,倘若一旦确诊病因,应针对病因治疗,除非因高龄、身患严重疾病等因素难以接受者或病因祛除治疗后仍疼痛发作,可继续采用药物治疗或封闭疗法。若服药不良反应大者也可先选择封闭疗法。

四、治疗

(一)药物治疗

三叉神经痛的药物治疗主要用于患者发病初期或症状较轻者。经过一段时间的药物治疗,部分患者可达到完全治愈或症状得到缓解,表现在发作程度减轻、发作次数减少。

目前应用最广泛的、最有效的药物是抗癫痫药。在用药方面应根据患者的具体情况进行具体分析,各药可单独使用,也可互相联合应用。在采用药物治疗过程中,应特别注意各种药物的不良反应,联合应用,或进行必要的检测,以免发生不良反应。

1.卡巴西平

卡马西平也称痛痉宁、痛可宁等。该药对三叉神经脊束核及丘脑中央内侧核部位的突触传导有显著的抑制作用。用药达到有效治疗量后多数患者于24小时内发作性疼痛即消失或明显减轻。有文献报道,卡马西平可使70%以上的患者完全止痛,20%的患者疼痛缓解,此药需长期服用才能维持疗效,多数患者在停药后疼痛再现。不少患者服药后疗效有时会逐渐下降,需加大剂量。此药不能根治三叉神经痛,复发者再次服用仍有效。

用法与用量:口服开始时一次0.1～0.2 g,每天1～2次,然后逐天增加0.1 g。每天最大剂量不超过1.6 g,取得疗效后,可逐天逐次地减量,维持在最小有效量。如最大剂量应用2周后疼痛仍不消失或减轻时,则应停止服用,改用其他药物或治疗方法。

不良反应有眩晕、嗜睡、步态不稳、恶心,数天后消失,偶有白细胞计数减少、皮疹,可停药。

2.苯妥英钠

苯妥英钠为一种抗癫痫药,在未开始应用卡马西平之前,该药曾被认为是治疗三叉神经痛的首选药物,本药疗效不如卡马西平,止痛效果不完全,长期使用止痛效果减弱,因此,目前已被列为第二位选用药物。

本品主要通过增高周围神经对电刺激的兴奋阈值及抑制脑干三叉神经脊髓束的突触间传导而起作用。其疗效仅次于卡马西平,文献报道有效率为88%～96%,但需长期用药,停药后易复发。

用法与用量:成人开始时每次0.1g,每天3次口服。如用药后疼痛不见缓解,可加大剂量到每天0.2g,每天3次,但最大剂量不超过0.8g/d。取得疗效后再逐渐递减剂量,以最小量维持。肌内注射或静脉注射:一次0.125～0.25g,每天总量不超过0.5g。临用时用等渗盐水溶解后方可使用。

不良反应为长期服用该药或剂量过大,可出现头痛、头晕、嗜睡、共济失调及神经性震颤等。一般减量或停药后可自行恢复。本药对胃有刺激性,易引起厌食、恶心、呕吐及上腹痛等症状。饭后服用可减轻上述症状。长期服用可出现黏膜溃疡,多见于口腔及生殖器,并可引起牙龈增生,同时服用钙盐及抗过敏药可减轻。苯妥英钠还可引起白细胞计数减少、视力减退等症状。大剂量静脉注射时,可引起心肌收缩力减弱、血管扩张、血压下降,严重时可引起心脏传导阻滞,心搏骤停。

3.氯硝地西泮

本药为抗癫痫药,对三叉神经痛也有一定疗效。服药4～12天,血浆药浓度达到稳定水平,为30～60μg/mL。口服氯硝地西泮后,30～60分钟作用逐渐显著,维持6～8小时,一般在最初2周内可达最大效应,其效果次于卡马西平和苯妥英钠。

用法与用量:氯硝地西泮药效强,开始1mg/d,分3次服,即可产生治疗效果。而后每3天调整药量0.5～1mg,直至达到满意的治疗效果,至维持剂量为3～12mg/d。最大剂量为20mg/d。

不良反应有嗜睡、行为障碍、共济失调、眩晕、言语不清、肌张力低下等,对肝、肾功能也有一定的损害,有明显肝脏疾病的患者禁用。

4.山莨菪碱(654-2)

山莨菪碱是从我国特产茄科植物山莨菪中提取的一种生物碱,其作用与阿托品相似,可使平滑肌松弛,解除血管痉挛(尤其是微血管),同时具有镇痛作用。本药对治疗三叉神经痛有一定疗效,近期效果满意,据文献报道其有效率为

76.1%～78.4%,止痛时间一般为 2～6 个月,个别达5 年之久。

用法与用量。①口服:每次 5～10 mg,每天 3 次,或每次 20～30 mg,每天 1 次。②肌内注射:每次10 mg,每天 2～3 次,待疼痛减轻或疼痛发作次数减少后改为每次 10 mg,每天 1 次。

不良反应有口干、面红、轻度扩瞳、排尿困难、视近物模糊及心率增快等反应。以上反应多在1～3小时消失,长期用药不会蓄积中毒。有青光眼和心脏病的患者忌用。

5.巴氯芬

巴氯芬是抑制性神经递质 γ 氨基丁酸的类似物,临床试验研究表明本药能缓解三叉神经痛。用法:巴氯芬开始每次10 mg,每天 3 次,隔天增加每天 10 mg,直到治疗的第2周结束时,将用量递增至每天 60～80 mg。每天平均维持量:单用者为50～60 mg,与卡马西平或苯妥英钠合用者为 30～40 mg。文献报道,治疗三叉神经痛的近期疗效,巴氯芬与卡马西平几乎相同,但远期疗效不如卡马西平,巴氯芬与卡马西平或苯妥英钠均具有协同作用,且比卡马西平更安全,这一特点使巴氯芬在治疗三叉神经痛方面颇受欢迎。

6.麻黄碱

本药可以兴奋脑啡肽系统,因而具有镇痛作用,其镇痛程度为吗啡的 1/12～1/7。用法:每次 30 mg,肌内注射,每天 2 次。甲状腺功能亢进症、高血压、动脉硬化、心绞痛等患者禁用。

7.硫酸镁

本药在眶上孔或眶下孔注射可治疗三叉神经痛。

8.维生素 B_{12}

文献报道,用大剂量维生素 B_{12},对治疗三叉神经痛确有较好疗效。方法:维生素 B_{12} 4 000 μg 加维生素 B_1 200 mg 加 2%普鲁卡因 4 mL 对准扳机点做深浅上下左右四点式注药,对放射的始端做深层肌下进药,放射的终点做浅层四点式进药,药量可根据疼痛轻重适量进入。但由于药物作用扳机点可能变位,治疗时可酌情根据变位更换进药部位。

9.哌咪清(匹莫齐特)

文献报道,用其他药物治疗无效的顽固性三叉神经痛患者使用本药有效,且其疗效明显优于卡马西平。开始剂量为每天 4 mg,逐渐增加至每天 12～14 mg,分2 次服用。不良反应以锥体外系反应较常见,也可有口干、无力、失眠等。

10.维生素 B₁

维生素 B_1 在神经组织蛋白合成过程中起辅酶作用,参与胆碱代谢,其止痛效果差,只能作为辅助药物。用法与用量:①肌内注射 1 mg/d,每天 1 次,10 天后改为 2～3 次/周,持续 3 周为 1 个疗程。②三叉神经分支注射:根据疼痛部位可做眶上神经、眶下神经、上颌神经和下颌神经注射。剂量为每次 500～1 000 μg,每周2～3 次。③穴位注射:每次 25～100 μg,每周 2～3 次。常用颊车、下关、四白及阿是穴等。

11.激素

原发性三叉神经痛和继发性三叉神经痛的病例,其病理改变在光镜和电镜下都表现为三叉神经后根有脱髓鞘改变。在临床治疗中发现,许多用卡马西平、苯妥英钠等治疗无效的患者,改用泼尼松、地塞米松等治疗有效。这种激素治疗的原理与治疗脱髓鞘疾病相同,利用激素的免疫抑制作用达到治疗三叉神经痛的目的。由于各学者报道的病例少,只是对一部分卡马西平、苯妥英钠治疗无效者应用有效,其长期效果和机制有待进一步观察。剂量与用量:①泼尼松(去氧可的松),每次 5 mg,每天 3 次。②地塞米松,每次 0.75 mg,每天 3 次。注射剂:每支5 mg,每次 5 mg,每天 1 次,肌内或静脉注射。

(二)神经封闭法

神经封闭法主要包括三叉神经半月节及其周围支乙醇封闭术和半月节射频热凝法,其原理是通过乙醇的化学作用或热凝的物理作用于三叉神经纤维,使其发生坏变,从而阻断神经传导达到止痛目的。

1.三叉神经乙醇封闭法

采用封闭法时用的乙醇浓度一般在 80％左右(因封闭前注入局麻,故常用98％浓度)。

(1)眶上神经封闭:适用于三叉神经第一支痛。方法为患者取坐或卧位,位于眶上缘中内 1/3 交界处触及切迹,皮肤消毒及局麻后,用短细针头自切迹刺入皮肤直达骨面,找到骨孔后刺入,待患者出现放射痛时,先注入 2％利多卡因0.5～1 mL,待眶上神经分布区针感消失,再缓慢注入乙醇 0.5 mL 左右。

(2)眶下神经封闭:在眶下孔封闭三叉神经上颌支的眶下神经,适用于三叉神经第二支痛(主要疼痛局限在鼻旁、下眼睑、上唇等部位)。方法为患者取坐或卧位,位于距眶下缘约 1 cm,距鼻中线 3 cm,触及眶下孔处,该孔走向与矢状面成 40°～45°,长约 1 cm,故穿刺时针头由眶下孔做 40°～45°向外上、后进针,深度不超过 1 cm,患者出现放射痛时,以下操作同眶上神经封闭。

(3)后上齿槽神经封闭:在上颌结节的后上齿槽孔处进行,适用于三叉神经第二支痛(痛区局限在上白齿及其外侧黏膜者)。方法为患者取坐或卧位,头转向健侧,穿刺点在颧弓下缘与齿槽嵴成角处,即相当于过眼眶外缘的垂线与颧骨下缘相交点,局部消毒后,先用左手指将附近皮肤向下前方拉紧,继之以 4~5 cm 长穿刺针自穿刺点稍向后上方刺入直达齿槽嵴的后侧骨面,然后紧贴骨面缓慢深入 2 cm 左右,即达后上齿槽孔处,先注入 2%利多卡因,后注入乙醇。

(4)颏神经封闭:在下颌骨的颏孔处进行,适用于三叉神经第三支痛(主要局限在颏部、下唇)。方法为在下颌骨上、下缘间之中点相当于咬肌前缘和颏正中线之间找到颏孔,然后自后上方并与皮肤成 45°角向前下进针刺入骨面,插入颏孔,以下操作同眶上神经封闭。

(5)上颌神经封闭:适用于三叉神经第二支痛(痛区广泛及眶下神经封闭失效者)。上颌神经主干自圆孔穿出颅腔至翼腭窝。方法常用侧入法:穿刺点位于眼眶外缘至耳道间连线中点下方,穿刺针自该点垂直刺入深约 4 cm,触及翼突板,继之退针 2 cm 左右稍改向前方 15°角重新刺入,滑过翼板前缘,再深入 0.5 cm 即入翼腭窝内,患者有放射痛时,回抽无血后,先注入 2%利多卡因,待上颌部感觉麻后,注入乙醇 1 mL。

(6)下颌神经封闭:适用于三叉神经第三支痛(痛区广泛及眶下神经封闭失效者)。下颌神经主干自卵圆孔穿出。方法常用侧入法,穿刺点同上颌神经穿刺点,垂直进针达翼突板后,退针 2 cm 再改向上后方 15°角进针,患者出现放射痛后,注药同上颌神经封闭。

(7)半月神经节封闭:适用于三叉神经第二、三支痛或三叉神经第一、二、三支痛,方法常用前入法:穿刺点在口角上方及外侧约 3 cm 处,自该点进针,方向后、上、内即正面看应对准向前直视的瞳孔,从侧面看朝颧弓中点,约进针 5 cm 处达颅底触及试探,当刺入卵圆孔时,患者即出现放射痛(下颌区),则再推进 0.5 cm,上颌部也出现剧痛即确入半月节内。回抽无血、无脑脊液,先注入 2%利多卡因 0.5 mL 同侧面部麻木后,再缓慢注入乙醇 0.5 mL。

以上乙醇封闭法的治疗效果差异较大,短者数月,长者可达数年。复发者可重复封闭,但难以根治。

2.三叉神经半月节射频热凝法

该法首先由 Sweat(1974 年)提出,它通过穿刺半月节插入电极后用电刺激确定电极位置,从而有选择地用射频温控定量灶性破坏法,达到止痛目的。方法如下。

(1)半月节穿刺:同半月节封闭术。

(2)电刺激:穿入成功后,插入电极通入 0.2～0.3 V,用 50～75 w/s 的方波电流,这时患者感觉有刺激区的蚁行感。

(3)射频温探破坏:电刺激准确定位后,打开射频发生器,产生射频电场,此时为进一步了解电极位置,可将温度控制在 42～44 ℃,这种电流可造成可逆性损伤并刺激产生疼痛,一旦电极位置无误,则可将温度增高,每次 5 ℃,增高至 60～80 ℃,每次 30～60 秒,在破坏第一支时,则稍缓慢加热并检查角膜反射。此方法有效率为 85% 左右,但仍复发而不能根治。

五、护理

(一)护理评估

1.健康史评估

(1)原发性三叉神经痛是一种病因尚不明确的疾病。但三叉神经痛可继发于脑桥、小脑脚占位病变压迫三叉神经,以及多发性硬化等。因此,应询问患者是否患有多发性硬化,检查有无占位性病变,每次面部疼痛有无诱因。

(2)评估患者年龄:此病多发生于中老年人。40 岁以上起病者占 70%～80%,女性患者多于男性患者,比例为 3∶1。

2.临床观察与评估

(1)评估疼痛的部位、性质、程度、时间:疼痛通常无预兆,大多数患者疼痛部位在单侧,开始和停止都很突然,间歇期可完全正常。疼痛发作表现为电击样、针刺样、刀割样或撕裂样的剧烈疼痛,每次数秒至 2 分钟。疼痛以面颊、上下颌及舌部最为明显;口角、鼻翼、颊部和舌部为敏感区。轻触即可诱发,称为扳机点。当碰及触发点如洗脸、刷牙时疼痛发作,或当咀嚼、呵欠和讲话等动作引起疼痛,以致患者不敢做这些动作,表现为面色憔悴、精神抑郁和情绪低落。

(2)严重者伴有面部肌肉的反复性抽搐、口角牵向患侧,称为痛性抽搐。并可伴有面部发红、皮温增高、结膜充血和流泪等。严重者可昼夜发作,夜不成眠或睡后痛醒。

(3)病程可呈周期性。每次发作期可为数天、数周或数月不等;缓解期也可数天至数年不等。病程越长,发作越频繁越重。神经系统检查一般无阳性体征。

(4)心理评估:使用焦虑量表评估患者的焦虑程度。

(二)患者问题

1.疼痛

疼痛主要由于三叉神经受损引起面颊、上下颌及舌疼痛。

2.焦虑

焦虑与疼痛反复、频繁发作有关。

(三)护理目标

(1)患者自感疼痛减轻或缓解。

(2)患者自述舒适感增加,焦虑症状减轻。

(四)护理措施

1.治疗护理

(1)药物治疗:原发性三叉神经痛首选卡马西平治疗。其不良反应为头晕、嗜睡、口干、恶心、皮疹、再生障碍性贫血、肝功能损害、智力和体力衰弱等。护理人员必须注意观察,每1~2个月复查肝功能和血常规。患者偶有皮疹、肝功能损害和白细胞计数减少,需停药;也可按医师建议单独或联合使用苯妥英钠、氯硝地西泮、巴氯芬、野木瓜等治疗。

(2)封闭治疗:三叉神经封闭治疗是注射药物于三叉神经分支或三叉神经半月节上,阻断其传导,导致面部感觉丧失,获得一段时间的止痛效果。注射药物有无水乙醇、甘油等。封闭术的止痛效果往往不够满意,远期疗效较差,还有可能引起角膜溃疡、失明、颅神经损害、动脉损伤等并发症,且对三叉神经第1支疼痛不适用。但对全身状况差不能耐受手术的患者和为手术创造条件的过渡性治疗来说仍有一定的价值。

(3)经皮选择性半月神经节射频电凝治疗:在X线监视下或经CT导向将射频电极针经皮插入半月神经节,通电加热至65~75 ℃维持1分钟,可选择性地破坏节后无髓鞘的传导痛温觉的$A\beta$和C细纤维,保留有髓鞘的传导触觉的$A\alpha$和粗纤维,疗效可达90%以上,但有面部感觉异常、角膜炎、咀嚼无力、复视和带状疱疹等并发症。长期随访复发率为21%~28%,但重复应用仍有效。本方法尤其适用于年老体弱不适合手术治疗的患者、手术治疗后复发者,以及不愿意接受手术治疗的患者。

射频电凝治疗后并发症的观察护理:观察患者的恶心、呕吐反应,随时处理污物,遵医嘱补液补钾;询问患者有无局部皮肤感觉减退,观察其是否有同侧角膜反射迟钝、咀嚼无力、面部异样等不适感觉,并注意给患者进餐软食,洗脸水温要适宜。如有术中穿刺方向偏内、偏深误伤视神经引起视力减退和复视等并发症,应积极遵医嘱给予治疗,并防止患者活动摔伤、碰伤。

(4)外科治疗。①三叉神经周围支切除及抽除术:两者手术较简单,因神经再生而容易复发,故有效时间短,目前较少采用,仅限于第1支疼痛者暂且使用。②三叉神经感觉根切断术:经枕下入路三叉神经感觉根切断术,三叉神经痛均适用此种入路,手术操作较复杂、手术危险性大、术后反应较多;但常可发现病因,可很好保护运动根及保留部分面部和角膜触觉,复发率低,至今仍广泛使用。③三叉神经脊束切断术:此手术危险性太大,术后并发症严重,现很少采用。④微血管减压术:已知 85%~96% 的三叉神经痛患者是由于三叉神经根存在血管压迫所致,用手术方法将压迫神经的血管从三叉神经根部移开,疼痛则会消失,这就是微血管减压术,因为微血管减压术是针对三叉神经痛的主要病因进行治疗,去除血管对神经的压迫后,约 90% 的患者疼痛可以完全消失,面部感觉完全保留,而达到根治的目的。微血管减压术可以保留三叉神经功能,运用显微外科技术进行手术,减小了手术创伤,很少遗留永久性神经功能障碍;术中手术探查可以发现引起三叉神经痛的少见病因,如影像学未发现的小肿瘤、蛛网膜增厚及粘连等,因而成为原发性三叉神经痛的首选手术治疗方法。

三叉神经微血管减压术的手术适应证:正规药物治疗一段时间后,药物效果不明显或疗效明显减退的患者;药物过敏或严重不良反应不能耐受者;疼痛严重,影响工作、生活和休息者。

微血管减压术治疗三叉神经痛的临床有效率为 90%~98%,影响其疗效的因素很多,其中压迫血管的类型、神经受压的程度及减压方式的不同对其临床治疗和预后的判断有着重要的意义。微血管减压术治疗三叉神经痛也存在 5%~10% 的复发率,术者的不同和手术方法的不同差异很大。研究表明,患者的性别、年龄、疼痛的支数、疼痛部位、病程、近期疗效及压迫血管的类型可能与复发存在一定的联系。导致三叉神经痛术后复发的主要原因:①病程大于 8 年;②静脉为压迫因素;③术后无即刻症状消失者。三叉神经痛复发最多见于术后 2 年内,2 年后复发率明显降低。

2.心理支持

由于本病为突然发作的反复的阵发性剧痛,易出现精神抑郁和情绪低落等表现,护士应关心、理解、体谅患者,帮助其减轻心理压力,增强战胜疾病的信心。

3.健康教育

指导患者生活有规律,合理休息、娱乐;鼓励患者运用指导式想象、听音乐、阅读报刊等分散注意力,消除紧张情绪。

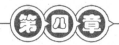

呼吸内科疾病护理

第一节 支气管扩张

支气管扩张是由于急、慢性呼吸道感染和支气管阻塞后,反复发生支气管炎症,致使支气管壁结构破坏,引起的支气管异常和持久性扩张。主要症状为慢性咳嗽,咳大量脓性痰和/或反复咯血。

一、病因与发病机制

(一)支气管-肺组织感染和支气管阻塞

(1)支气管-肺组织感染包括细菌、真菌、分枝杆菌、病毒感染等。

(2)支气管阻塞包括外源性压迫、肿瘤、异物、黏液阻塞等,可导致肺不张。两者相互影响,促使支气管扩张的发生和发展。

继发于肺结核的支气管扩张多见于上肺叶;继发于支气管肺组织感染病变的支气管扩张常见于下肺,尤以左下肺多见。

(二)先天性发育障碍和遗传因素

原发性免疫缺陷病或继发性免疫缺陷病、先天性疾病(α_1-抗胰蛋白酶缺乏、纤毛缺陷、囊性纤维化)、先天性结构缺损(黄甲综合征、软骨缺陷)、移植术后并发症等会损伤宿主气道清除机制和防御功能,使其清除分泌物的能力下降,易发生感染和炎症。

(三)支气管外部的牵拉作用

肺组织的慢性感染或结核病灶愈合后的纤维组织牵拉,也可导致支气管扩张。

二、临床表现

(一)症状

持续或反复的咳嗽、咳痰或咳脓痰(痰量估计:轻度,少于 10 mL/d;中度,10～150 mL/d;重度,多于 150 mL/d),反复咯血,如有反复肺部感染,可出现发热、乏力、食欲缺乏等慢性感染中毒症状。感染时痰液静置后分层:上层为泡沫、下悬脓性成分,中层为混浊黏液,下层为坏死组织沉淀物。如患者仅以反复咯血为唯一症状则为干性支气管扩张。

(二)体征

早期或干性支气管扩张患者肺部体征可无异常,病变重或继发感染时,在下胸部、背部可闻及固定而持久的局限性粗、湿啰音,有时可闻及哮鸣音,部分患者伴有杵状指(趾)。出现肺气肿、肺源性心脏病等并发症时有相应体征。

三、辅助检查

(一)实验室检查

痰液检查显示含有丰富的中性粒细胞、多种微生物,痰涂片及细菌培养结果可指导抗生素治疗。

(二)影像学检查

胸部 X 线检查示囊状支气管扩张的气道表现为显著的囊腔,纵切面可显示"双轨征",横切面可显示"环形阴影",并可见气道壁增厚。胸部 CT 检查横断显示扩张的支气管。

(三)其他检查

纤维支气管镜检查有助于发现患者的出血、扩张或阻塞部位。肺功能检查可以证实有弥漫性支气管扩张或相关的阻塞性肺病导致的气流受限。

四、治疗

支气管扩张症的治疗原则是保持呼吸道通畅、控制感染、改善气流受限、处理咯血、积极治疗基础疾病,必要时行手术治疗。

五、护理措施

(一)一般护理

(1)保持口腔清洁,指导患者咳嗽后、进食前后漱口。备好痰杯,记录痰量。

咯血患者根据出血情况,备好负压吸引装置。

（2）卧位与休息:患者取舒适体位或坐位,护士指导患者进行有效咳嗽、咳痰。咯血患者取侧卧位或半卧位,头偏向一侧。

（二）饮食护理

给予患者高热量、高蛋白质、富含维生素的饮食,避免进食冰冷食物诱发咳嗽,少食多餐,保证充足的饮水量,每天 1 500 mL 以上。咯血患者宜进食温凉软食,避免食用过硬食物。

（三）保持呼吸道通畅

评估患者状态行体位引流,即利用重力作用促进呼吸道分泌物流入气道,排出体外。

（1）引流前做好准备及患者的宣教,监测生命体征,听诊肺部明显病变部位,引流前 15 分钟遵医嘱给予患者支气管扩张剂。备好排痰用纸巾或可弃去的一次性容器。

（2）引流体位:根据患者耐受情况,原则上采取抬高病灶部位的体位,使引流支气管开口向下。有利于潴留的分泌物随重力作用流入支气管和气管从而排出。

（3）引流时间:结合患者的状况,每天 1～3 次,每次 15～20 分钟,一般在饭前或清晨。

（4）引流时观察患者有无出汗、脉搏细弱、头晕、疲劳、面色苍白等症状,如患者出现心率超过120 次/分、心律失常、高血压、低血压、眩晕或发绀,立刻停止并通知医师。

（5）引流过程中,指导患者做腹式呼吸,辅以胸部叩击或震荡。

（6）引流结束后协助患者取舒适卧位,漱口,观察痰液性质、颜色、量,做好记录。给予清水或漱口剂漱口,保持口腔清洁,减少呼吸道感染的机会。

（四）用药护理

遵医嘱使用支气管扩张剂、祛痰剂、抗生素等,观察患者用药物后的反应。雾化吸入后协助患者进行叩背排痰、排痰机排痰。支气管扩张剂可改善气流受限并帮助清除分泌物,对伴有气道高反应及可逆性气流受限的患者常有明显疗效。化痰药物,以及振动、拍背及体位引流等胸部物理治疗均有助于清除气道分泌物。为改善分泌物清除,应强调体位引流和雾化吸入乙酰半胱氨酸,后者可降低痰液黏稠度,使痰液液化,易于咳出。

(五)病情观察

监测生命体征,观察咳嗽,痰液的量、颜色、气味和黏稠度,与体位的关系,痰液静置后是否有分层现象,记录 24 小时痰液排出量。观察咯血的颜色、性质、量。注意患者是否有发热、乏力、贫血等全身症状,患者在病情严重时可有发绀、气促等表现。对大咯血及意识不清的患者,观察有无窒息征象。

(六)健康指导

(1)指导患者学会有效咳嗽,通过胸部叩击、雾化吸入、体位引流的方法,保持引流通畅。戒烟、避免烟雾和灰尘刺激。

(2)预防感冒、合理饮食、增强机体抵抗力、建立良好生活习惯、劳逸结合,必要时可给予预防接种。一旦发现症状加重,及时就医。

(3)学会感染、咯血等症状的监测,记录每天痰量,观察痰液的颜色、咳痰的难易程度,早期发现感染征兆,如痰量增加,脓性成分增多,应及时就诊。

(4)有低氧的患者,指导其正确进行家庭氧疗。

第二节　支气管哮喘

支气管哮喘简称哮喘,是气道的一种慢性变态反应性炎症性疾病。气道炎症由多种炎症细胞、气道结构细胞和细胞组分参与。这种炎症常伴随引起气道反应性增强和出现广泛多变的可逆性气流受限,并引起反复发作性的喘息、气急、胸闷和/或咳嗽等症状,常在夜间和/或清晨发作、加剧,多数患者可自行缓解或经治疗缓解。

一、病因与发病机制

(一)病因

1.遗传因素

哮喘患者亲属患病率高于群体患病率,且亲缘关系越近,患病率越高,具有家族积聚现象;患者病情越严重,其亲属患病率也越高。

2.环境因素

环境因素主要包括室内变应原(尘螨、家养宠物、蟑螂)、室外变应原(花粉、真菌)、职业性变应原(油漆、饲料、活性染料)、食物(鱼、虾、蟹、蛋类、牛奶)、药物(普萘洛尔、阿司匹林、抗生素),以及非变应原性因素,如气候变化、运动、吸烟、肥胖、妊娠、胃食管反流等。

(二)发病机制

气道免疫-炎症机制、神经调节机制及其相互作用。

二、临床表现

(一)症状

(1)发作性伴有哮鸣音的呼气性呼吸困难或发作性胸闷和咳嗽。严重者可呈坐位或端坐呼吸,干咳或咳大量白色泡沫痰,甚至出现发绀等症状。"日轻夜重"是哮喘的特征之一。

(2)以咳嗽为唯一症状称为咳嗽变异性哮喘;运动时出现上述症状称为运动性哮喘;以胸闷为唯一症状的称为胸闷变异性哮喘。

(二)体征

发作时胸部呈过度充气状态,双肺可闻及广泛的哮鸣音,呼气音延长。但在轻度哮喘或非常严重哮喘发作时,哮鸣音可不出现,表现为"沉默肺"。

(三)并发症

气胸、纵隔气肿、肺不张,长期反复发作和感染可并发慢性支气管炎、肺气肿、支气管扩张症、间质性肺炎、肺纤维化和肺源性心脏病。

三、辅助检查

(一)实验室检查

1.痰液

痰涂片可见较多嗜酸性粒细胞。

2.血气分析

严重发作时表现为呼吸性碱中毒。如重症哮喘,病情进一步发展,气道阻塞严重,表现为呼吸性酸中毒;如缺氧明显,可合并代谢性酸中毒。

3.特异性变应原的检测

血液、皮肤点刺、吸入变应原试验有助于病因诊断。

(二)胸部 X 线/CT 检查

哮喘发作早期可见两肺透亮度增加,呈过度充气状态,如并发感染,可见肺纹理增加及炎性浸润阴影。

(三)呼吸功能检查

1.通气功能

哮喘发作时有关呼气流速度全部指标均显著下降。

2.支气管激发试验

支气管激发试验只适用于第 1 秒用力呼气量在正常预计值的 70％以上的患者。激发试验阳性:第 1 秒用力呼气量下降≥20％。常用吸入激发剂为醋甲胆碱、组胺。

3.支气管舒张试验

支气管舒张试验用于测定气道可逆性。舒张试验阳性:①第 1 秒用力呼气量较用药前增加≥12％,且其绝对值增加≥200 mL。②呼气流速峰值较治疗前增加 60 L/min 或≥20％。常用吸入型的支气管扩张剂有沙丁胺醇、特布他林等。

4.呼气流速峰值及其变异率测定

发作时呼气流速峰值下降。气道气流受限可逆性改变的特点:昼夜或24 小时内呼气流速峰值变异率≥20％。

四、治疗

防治哮喘最有效的方法是找到引起哮喘发作的变应原或其他非特异刺激因素,并立即脱离。使用控制和缓解哮喘发作的药物,如糖皮质激素、β_2 受体激动剂、茶碱类、抗胆碱药、白三烯调节剂、抗免疫球蛋白 E 抗体等,还可采取特异性和非特异性免疫疗法,进行积极的哮喘管理,早日控制哮喘症状,提高患者生活质量。

哮喘治疗的目标是长期控制症状、预防未来风险的发生,即在使用最小有效剂量药物治疗或不用药物的基础上,使患者与正常人一样生活、学习和工作。

五、护理措施

(一)一般护理

(1)室内环境舒适、安静、冷暖适宜。保持室内空气流通,避免患者接触变应原,如花草、尘螨、花露水、香水等,扫地和整理床单位时可请患者室外等候,或采取湿式清洁方法,避免尘埃飞扬。病房避免使用皮毛、羽绒或蚕丝织物等。

(2)卧位与休息:急性发作时协助患者取坐位或半卧位,以增加舒适度,利于膈肌的运动,缓解呼气性呼吸困难。为端坐呼吸的患者提供床旁桌支撑,以减少体力消耗。

(二)饮食护理

大约 20％的成年患者和 50％的患儿是因不适当饮食而诱发或加重哮喘,因此应给予患者营养丰富、清淡、易消化、无刺激的食物。若能找出与哮喘发作有关的食物,如鱼、虾、蟹、蛋类、牛奶等应避免食用。某些食物添加剂如酒石黄、亚硝酸盐可诱发哮喘发作,应引起注意。

(三)用药护理

治疗哮喘的药物分为控制性药物和缓解性药物。控制性药物指需要长期每天规律使用的药物,主要用于治疗气道慢性炎症,达到哮喘临床控制目的;缓解性药物指按需使用的药物,能迅速解除支气管痉挛,从而缓解哮喘症状。哮喘发作时禁用吗啡和大量镇静剂,以免抑制呼吸。

1.糖皮质激素

糖皮质激素简称激素,是目前控制哮喘最有效的药物。激素给药途径包括吸入、口服、静脉应用等。吸入性糖皮质激由于其局部抗感染作用强、起效快、全身不良反应少(黏膜吸收,少量进入血液),是目前哮喘长期治疗的首选药物。常用药物有布地奈德、倍氯米松等。通常需规律吸入 1～2 周方能控制。吸药后嘱患者清水含漱口咽部,可减少不良反应的发生。长期吸入较大剂量激素者,应注意预防全身性不良反应。布地奈德雾化用混悬液制剂,经压缩空气泵雾化吸入,起效快,适用于轻度、中度哮喘急性发作的治疗。吸入激素无效或需要短期加强治疗的患者可采用泼尼松和泼尼松龙等口服制剂,症状缓解后逐渐减量,然后停用或改用吸入剂。不主张长期口服激素用于维持哮喘控制的治疗。口服用药宜在饭后服用,以减少对胃肠道黏膜的刺激。重度或严重哮喘发作时应及早静脉给予激素,可选择琥珀酸氢化可的松或甲泼尼龙。无激素依赖倾向者,可在 3～5 天停药;有激素依赖倾向者应适当延长给药时间,症状缓解后逐渐减量,然后改口服或吸入剂维持。

2.β_2 肾上腺素受体激动剂

短效 β_2 肾上腺素受体激动剂为治疗哮喘急性发作的首选药物。有吸入、口服和静脉注射三种制剂,首选吸入给药。常用药物有沙丁胺醇和特布他林。吸入剂包括定量气雾剂、干粉剂和雾化溶液。短效 β_2 肾上腺素受体激动剂应按需间歇使用,不宜长期、单一大剂量使用,因为长期应用可引起 β_2 受体功能下降和气道反应性增高,出现耐药性。主要不良反应有心悸、骨骼肌震颤、低钾血症等。长效 β_2 肾上腺素受体激动剂与吸入性糖皮质激素联合是目前最常用的哮喘控制性药物。常用的有普米克都保(布地奈德/福莫特罗干粉吸入剂)、舒利迭(氟替卡松/沙美特罗干粉吸入剂)。

3.茶碱类

茶碱类具有增强呼吸肌力量及增强气道纤毛清除功能等作用,可以起到舒张支气管和气道抗感染的作用,还可以具有强心、利尿、扩张冠状动脉、兴奋呼吸中枢等作用,是目前治疗哮喘的有效药物之一。氨茶碱和缓释茶碱是常用的口服制剂,尤其后者适用于夜间哮喘症状的控制。静脉给药主要用于重症和危重症哮喘。注射茶碱类药物应限制注射浓度,速度不超过 $0.25\ mg/(kg \cdot min)$,以防不良反应发生。其主要不良反应包括恶心、呕吐、心律失常、血压下降及尿多,偶可兴奋呼吸中枢,严重者可引起抽搐乃至死亡。由于茶碱的"治疗窗"窄及茶碱代谢存在较大个体差异,有条件的医院应在用药期间监测患者血药浓度。发热、妊娠、小儿或老年患者,以及患有肝、心、肾功能障碍和甲状腺功能亢进者尤须慎用。合用西咪替丁、喹诺酮类、大环内酯类药物等可影响茶碱代谢而使其排泄减慢,尤应观察其不良反应的发生。

4.胆碱 M 受体拮抗剂

胆碱 M 受体拮抗剂分为短效(维持 4～6 小时)和长效(维持 24 小时)两种制剂。异丙托溴铵是常用的短效制剂,常与 β_2 受体激动剂联合雾化应用,代表药为可比特(异丙托溴铵/沙丁胺醇)。少数患者可有口苦或口干等不良反应。噻托溴铵是长效选择性 M_1、M_2 受体拮抗剂,目前主要用于哮喘合并慢性阻塞性肺疾病及慢性阻塞性肺疾病患者的长期治疗。

5.白三烯拮抗剂

白三烯拮抗剂通过调节白三烯的生物活性而发挥抗感染作用,同时舒张支气管平滑肌,是目前除吸入性糖皮质激素外唯一可单独应用的哮喘控制性药物,尤其适用于阿司匹林哮喘、运动性哮喘和伴有过敏性鼻炎哮喘患者的治疗。常用药物为孟鲁司特和扎鲁司特。不良反应通常较轻微,主要是胃肠道症状,少数有皮疹、血管性水肿、转氨酶升高,停药后可恢复正常。

(四)病情观察

(1)哮喘发作时,协助患者取舒适卧位,监测生命体征、呼吸频率、血氧饱和度等指标,观察患者是否有喘息、气急、胸闷或咳嗽等症状,是否出现三凹征、辅助呼吸肌参与呼吸运动、语言沟通困难、大汗淋漓等中重度哮喘的表现。当患者出现不能讲话、嗜睡或意识模糊、胸腹矛盾运动、哮鸣音减弱甚至消失、脉率变慢或不规则、严重低氧血症和高碳酸血症时,需转入 ICU 行机械通气治疗。

(2)注意患者有无鼻咽痒、咳嗽、打喷嚏、流涕、胸闷等哮喘早期发作症状,对于夜间或凌晨反复发作的哮喘患者,应注意是否存在睡眠低氧表现,睡眠低氧可以诱发喘息、胸闷等症状。

(五)健康指导

(1)对哮喘患者进行哮喘知识教育,寻找变应原,有效改变环境,避免诱发因素,要贯穿整个哮喘治疗全过程。

(2)指导患者定期复诊、检测肺功能,做好病情自我监测,掌握峰流速仪的使用方法,写哮喘日记。与医师、护士共同制订防止复发、保持长期稳定的方案。

(3)掌握正确吸入技术,如沙丁胺醇气雾剂、信必可都保、舒利迭的使用方法。知晓药物的作用和不良反应的预防。

(4)帮助患者养成规律生活习惯,保持乐观情绪,避免精神紧张、剧烈运动、持续的喊叫等过度换气动作。

(5)熟悉哮喘发作的先兆表现,如打喷嚏、咳嗽、胸闷、喉结发痒等,学会在家中自行监测病情变化并进行评定,学会在哮喘急性发作时进行简单的紧急自我处理方法,如吸入沙丁胺醇气雾剂 1～2 喷、布地奈德 1～2 吸,缓解喘憋症状,尽快到医院就诊。

第三节　肺血栓栓塞症

肺血栓栓塞症(pulmonary thrombo-embolism,PTE)为来自静脉系统或右心的血栓阻塞肺动脉或其分支所致的疾病,以肺循环和呼吸功能障碍为其主要临床表现和病理生理特征。

一、病因与发病机制

PTE 的血栓来源于上、下腔静脉径路或右心腔,其中大部分来源于下肢深静脉。近年来,由于颈内和锁骨下静脉留置导管和静脉内化疗的增加,使来源于上腔静脉径路的血栓较以前有所增多。

(一)危险因素

(1)任何可以导致静脉血液淤滞、静脉系统内皮损伤和血液高凝状态的因素都可使深静脉血栓形成和 PTE 发生的危险性增加。原发性危险因素由遗传变异引起;继发性危险因素是指后天获得的易发生深静脉血栓和 PTE 的多种病理和病理生理改变。

(2)年龄可作为独立的危险因素,随着年龄的增长,深静脉血栓和 PTE 的发病率逐渐增加。

(二)发病机制

外周静脉血栓形成后,如果血栓脱落,即可随静脉血流移行至肺动脉内,形成 PTE。急性肺栓塞发生后,血栓机械性堵塞肺动脉及由此引发的神经、体液因素的作用,可导致呼吸和循环功能的改变,如出现低氧血症、代偿性过度通气(低碳酸血症)或相对性低肺泡通气等。

二、临床表现

(一)症状

1.呼吸困难

不明原因的呼吸困难和气促,活动后明显,为 PTE 最常见的症状。

2.其他表现

胸痛、突发的一过性晕厥、咳嗽、咯血,也可有心悸、腹痛、烦躁不安、惊恐,甚至濒死感。

(二)体征

患者可有发热,以及呼吸系统和循环系统相关体征。

(三)深静脉血栓形成的表现

若存在深静脉血栓,则主要表现为患肢肿胀、周径增粗、疼痛或压痛、皮肤色素沉着,行走后患肢易疲劳或肿胀加重,但半数以上的下肢深静脉血栓患者无自觉症状和明显体征。

(四)临床分型

可按发病缓急分为急性 PTE 和慢性 PTE,急性 PTE 主要表现为循环系统功能衰竭,慢性 PTE 主要表现为肺动脉高压相关临床表现。

三、辅助检查

(一)实验室检查

若血浆 D-二聚体低于 $500\ \mu g/L$,对 PTE 有重要的鉴别诊断价值。动脉血气分析表现为低氧血症、低碳酸血症。

(二)影像学检查

首选多排 CT 肺血管造影,造影剂过敏者可选用放射性核素肺通气/灌注扫描、磁共振成像。X 线胸片、超声心动图、下肢血管超声等检查也有辅助作用。不明原因的 PTE 患者,应进行隐源性肿瘤筛查。

四、治疗

急症给予对症处理、呼吸循环支持治疗,如无禁忌证给予抗凝治疗,大面积 PTE 病例给予溶栓治疗。常用抗凝药物为肝素和华法林;常用的溶栓药物有尿激酶、链激酶、重组组织型纤溶酶原激活剂等。还可使用肺动脉血栓摘除术、肺动脉导管碎解和抽吸血栓、放置腔静脉滤器等治疗方法。

五、护理措施

(一)一般护理

(1)PTE 急性期患者应绝对卧床休息,一般卧床时间应在充分抗凝的前提下卧床 2～3 周;无明显症状且生活能自理者也应卧床。

(2)患者在进行床上活动时避免突然坐起,并注意不要过度屈曲下肢。

(3)严禁挤压、按摩患肢,防止血栓脱落,造成再次栓塞。

(二)饮食护理

低脂、清淡易消化饮食,保持大便通畅,预防便秘。

(三)用药护理

常用药物包括溶栓药物、抗凝药物、对症治疗药物等。

1.溶栓药物应用护理

(1)密切观察出血征象,如皮肤青紫、穿刺部位出血、血尿、腹部或背部疼痛、严重头痛及意识改变等。

(2)严密监测血压变化,当血压过高时及时通知医师进行适当处理。

(3)建立静脉通路时,避免反复穿刺血管,静脉穿刺部位压迫止血时需加压并延长按压时间。

(4)遵医嘱观察出、凝血时间变化。

2.抗凝药物应用护理

(1)使用肝素或低分子量肝素前应定时监测基础活化部分凝血酶时间、凝血酶原时间及血常规;使用普通肝素时,应密切观察出血及肝素诱导的血小板减少症,监测血小板计数。

(2)应用华法林时,定期监测国际标准化比率,以调整剂量。主要不良反应是出血,发生出血时可用维生素 K 拮抗。在应用华法林治疗的前几周还可能引起血管性紫癜,导致皮肤坏死,应密切观察。

3.其他

应用镇静、止痛、止咳等相应的对症治疗措施,注意观察疗效和不良反应。

(四)并发症护理

1.休克

患者心排血量减少可能出现低血压,甚至休克,严密监测生命体征,特别是血压变化,遵医嘱给予静脉输液和使用升压药,记录 24 小时出入量。

2.右心功能不全

监测患者有无明显气促、食欲缺乏、心悸、腹胀等右心功能不全的症状,积极治疗原发病、控制感染、改善缺氧状况、限制水钠摄入,并执行肺源性心脏病护理常规。

3.再栓塞

急性期绝对卧床休息,避免下肢过度屈曲,保持大便通畅,避免用力排便,以防下肢血管内压力突然升高,使血栓再次脱落形成新的危及生命的栓塞;恢复期下肢可进行适当的活动或关节的被动活动。观察局部皮肤的颜色变化,测量和比较双侧下肢周径,以差值＞1 cm 为有临床意义。检查是否存在 Homan 征阳性(轻轻按压膝关节并屈膝,踝关节急速背曲时出现腘窝部、腓肠肌疼痛),及时发现下肢深静脉血栓形成的征象。大、小腿周径的测量点分别为髌骨上缘以上 15 cm 处和髌骨下缘以下 10 cm 处。

(五)病情观察

(1)监测患者的生命体征,特别是呼吸、血氧饱和度、动脉血气、心率等情况,根据缺氧程度选择适当给氧方式,对严重呼吸困难者给予机械通气。

(2)观察患者意识状态,有无烦躁不安、嗜睡、定向力障碍等表现,观察呼吸困难、胸痛等临床症状的改善情况。

(3)观察患者有无右心功能不全的表现,如颈静脉曲张、下肢水肿等。

(4)监测患者的心电变化,警惕各类心律失常的出现。

(六)健康指导

1.疾病预防指导

(1)对存在发生深静脉血栓危险因素的人群,指导其避免增加血液淤滞的行为,如长时间保持坐位特别是坐时跷二郎腿、穿束膝长筒袜、长时间站立不活动等。

(2)对于卧床患者鼓励其床上肢体活动,不能自主活动的患者需进行被动关节活动,病情允许时需协助早期下地活动或走路。不能活动的患者将腿抬高至心脏以上水平,可促进下肢静脉血液回流。

(3)卧床患者可利用机械作用如穿加压弹力抗栓袜等促进下肢静脉血液回流。

(4)指导患者适当增加液体摄入,防止血液浓缩。由于高脂血症、糖尿病等疾病可导致血液高凝状态,指导患者积极治疗原发病。

(5)血栓形成高危患者应遵医嘱服用抗凝剂防止血栓形成。

2.病情监测指导

向患者介绍深静脉血栓和PTE的表现。对于长时间卧床患者若出现一侧肢体疼痛、肿胀,应注意深静脉血栓发生的可能;在存在相关发病因素的情况下患者突然出现胸痛、呼吸困难、咯血痰等表现时,应注意PTE的可能性,需及时就诊。

第四节　慢性阻塞性肺疾病

慢性阻塞性肺疾病是一种具有气流受限特征的肺部疾病。气流受限不完全可逆,呈进行性发展,但是可以预防和治疗,主要累及肺部,也可以引起肺外各器官的损害。

一、病因与发病机制

(一)个体因素

遗传因素(如 α_1-抗胰蛋白酶缺乏等)、哮喘和气道高反应性是慢性阻塞性肺疾病发病的危险因素。

(二)环境因素

吸烟、职业性粉尘和化学物质、空气污染、生物燃料烟雾、感染。

二、临床表现

(一)症状

本病起病缓慢、病程较长,主要症状是呼吸困难、慢性咳嗽、咳痰、喘息和胸闷,以及其他症状,如体重下降、食欲缺乏等。

(二)体征

早期体征可无异常,随着疾病进展出现桶状胸、呼吸浅快,严重者可有缩唇呼吸、胸腹矛盾运动、前倾坐位等症状;叩诊呈过清音、心浊音界缩小、肺下界和肝浊音界下降;听诊两肺呼吸音减弱,呼气延长,部分患者可闻及干啰音和/或湿啰音。

(三)并发症

慢性阻塞性肺疾病可并发慢性呼吸衰竭、自发性气胸、慢性肺源性心脏病。

三、辅助检查

(一)实验室检查

动脉血气分析早期无异常,随病情进展可出现低氧血症、高碳酸血症、酸碱平衡失调等,可用于判断呼吸衰竭的类型。慢性阻塞性肺疾病并发细菌感染时,白细胞计数升高,核左移。痰培养可能检出病原菌。

(二)影像学检查

早期胸片可无变化,可逐渐出现肺纹理增粗、紊乱等非特异性改变,可出现肺气肿改变,其对慢性阻塞性肺疾病诊断特异性不高,可作为确定肺部并发症及鉴别其他肺部疾病的检查。

(三)肺功能检查

肺功能检查是判断气流受限的主要客观指标。吸入支气管扩张剂后第1秒用力呼吸量/用力肺活量<70%,可确定为持续气流受限。肺总量、功能残气量、残气量升高,肺活量降低,表明肺过度充气。

四、治疗

(一)稳定期治疗

(1)教育与劝导吸烟的患者戒烟,脱离粉尘环境。

(2)药物治疗。①支气管扩张剂:短期应用可以缓解症状,长期规律应用可预防和减轻症状,常选用沙丁胺醇、沙美特罗、异丙托溴铵等定量吸入剂,茶碱缓(控)释片。②祛痰药:盐酸氨溴索或羧甲司坦。③对第1秒用力呼气量<50%预计值并有并发症或反复加重的慢性阻塞性肺疾病患者可规律性吸入糖皮质激素。

(3)长期家庭氧疗可提高慢性阻塞性肺疾病、慢性呼吸衰竭者的生活质量和生存率。目标是在海平面水平、静息状态下、患者动脉血氧分压>8.0 kPa(60 mmHg)和/或动脉血氧饱和度升至90%。长期家庭氧疗的指征:①动脉血氧分压≤7.3 kPa(55 mmHg)或动脉血氧饱和度≤88%,有或没有高碳酸血症。②动脉血氧分压7.3~9.3 kPa(55~70 mmHg)或动脉血氧饱和度<89%,并有肺动脉高压、心力衰竭所致的水肿或红细胞增多症,持续低流量鼻导管吸氧,1~2 L/min,每天15小时以上。

(4)康复治疗:呼吸生理治疗、肌肉训练、营养支持、精神治疗和教育等。

(5)外科治疗:肺大疱切除、肺减容术、支气管镜肺减容术、肺移植术。

(二)急性加重期治疗

根据病情严重程度决定门诊或住院治疗。给予控制性氧疗;给予抗生素、糖皮质激素、支气管扩张剂、祛痰药等药物治疗;对症处理,必要时可使用机械通气治疗。

五、护理措施

(一)一般护理

1.卧位与休息

患者取舒适体位,指导有效咳嗽、咳痰。急性期以休息为主,极重度患者宜采取身体前倾位。

2.持续氧疗

发生低氧血症者可鼻导管吸氧,流量1~2 L/min,使患者在静息状态下,动脉血氧分压>8.0 kPa(60 mmHg)和/或动脉血氧饱和度升至90%,避免吸氧浓度过高而引起二氧化碳潴留现象,加重呼吸衰竭。

(二)饮食护理

结合患者的饮食习惯,给予高蛋白、高维生素、高热量、清淡、易消化的饮食,补充适宜的水分,避免进食产气食物及饮料,以免腹胀,影响呼吸。

(三)用药护理

长期规律吸入糖皮质激素与长效 β_2 肾上腺受体激动剂的复合制剂,联合吸入长效胆碱受体拮抗剂是控制慢性阻塞性肺疾病症状的主要治疗方法。代表药:普米克都保(布地奈德加福莫特罗)、舒利迭(丙酸氟替卡松加沙美特罗)、胆碱 M 受体拮抗剂思力华(噻托溴铵)。有严重喘息症状者可给予雾化吸入治疗,如短效 β_2 肾上腺受体激动剂(特布他林或沙丁胺醇 $500\sim1\,000\,\mu g$),或短效胆碱受体拮抗剂(异丙托溴铵 $250\sim500\,\mu g$)。也可联合吸入糖皮质激素,如布地奈德、丙酸倍氯米松。采用空气压缩雾化器,振动筛孔雾化器。雾化吸入治疗后要开窗通风,以降低空气中的药物气溶胶。治疗过程中观察药物疗效及患者的感受,鼓励有效咳痰,协助叩背、变动体位。

1.β_2 肾上腺素受体激动剂

根据起效时间和持续时间的不同分为短效 β_2 受体激动剂(维持4~6小时)和长效 β_2 受体激动剂(维持 10~12 小时)两种,过量或不恰当的使用都可能导致严重的不良反应,如骨骼肌震颤、头疼、外周血管舒张及轻微的代谢性心率加速。罕见变态反应包括血管神经性水肿、荨麻疹、支气管痉挛、低血压、虚脱等。

2.胆碱 M 受体拮抗剂

根据起效时间和持续时间的不同分为短效胆碱受体拮抗剂与长效胆碱受体拮抗剂两种,其不良反应主要有头痛、恶心、口干、心动过速、心悸、眼部调节障碍、胃肠动力障碍和尿潴留等。老年男性患者应尤其注意前列腺问题。

3.吸入性糖皮质激素

吸入性糖皮质激素是目前最强的控制气道炎症药物。激素通过对炎症反应所必需的细胞和分子产生影响而发挥抗感染作用。吸入激素对全身的影响轻微,不良反应主要包括声嘶、溃疡、咽部疼痛不适、舌部和口腔刺激、口干、反射性的咳嗽和口腔假丝酵母菌病。吸入治疗后通过清水漱口可减少以上局部不良反应的发生。

4.其他

根据医嘱准确、及时给予抗生素,按要求合理调整静脉滴速。

(四)并发症护理

1.慢性呼吸衰竭

严密观察患者缺氧及二氧化碳潴留的症状和体征,遵医嘱予以无创呼吸机辅助通气。协助叩背排痰,雾化吸入保持气道通畅。

2.自发性气胸

观察患者突然加重的呼吸困难表现,并伴有明显的缺氧,患侧听诊呼吸音减弱或消失。给予患侧卧位,提高吸氧流量,严密观察生命体征,做好胸腔闭式引流的物品准备。

(五)病情观察

(1)监测生命体征及血氧饱和度,注意观察呼吸频率、节律、呼吸困难程度,如出现明显的呼吸困难、辅助呼吸肌活动加强、三凹征(胸骨上窝、锁骨上窝、肋间隙吸气时凹陷)、呼吸频率持续在 30 次/分以上、动脉血氧分压 <8.0 kPa(60 mmHg)和/或动脉血氧饱和度低于 90%时,应警惕急性呼吸衰竭的发生。

(2)观察缺氧及二氧化碳潴留的症状,如口唇、甲床、皮肤发绀程度,有无球结膜水肿,烦躁、躁动、夜间失眠而白天嗜睡(昼夜颠倒现象)等慢性呼吸衰竭征象。注意观察意识状态,如出现意识淡漠、肌肉震颤或扑翼样震颤、间歇抽搐、昏睡,甚至昏迷等,提示肺性脑病的发生。

(3)观察咳嗽、咳痰症状,痰液的颜色、痰量,有无痰中带血,咳痰难易程度。监测动脉血气分析、水电解质平衡情况,发现问题及时处理。

(六)呼吸功能锻炼

指导恢复期患者进行缩唇呼吸、腹式呼吸、使用吸气助力器等呼吸训练,以增强呼吸肌的肌力和耐力,改善呼吸功能。保持呼吸道通畅,学会有效咳嗽、咳痰,及时咳出气道内的分泌物,观察痰液的性质、量及颜色的变化,做好记录。

(七)健康指导

(1)避免诱发因素,劝导戒烟、控制职业粉尘和环境污染、减少有害气体及刺激性气体的吸入等,注意保暖,防止受凉感冒,保持空气流通,维持适宜温湿度。

(2)遵医嘱合理用药,坚持规律吸入支气管扩张剂及糖皮质激素,避免滥用药物。定期做肺功能检查。

(3)坚持长期家庭氧疗,提高患者生活质量和劳动能力。对重度慢性阻塞性肺疾病患者,一般采取鼻导管吸氧,氧流量为 $1\sim2$ L/min,持续时间 >15 h/d。向家属做好宣教:①了解氧疗目的;②注意用氧安全,供氧设备周围严禁烟火;

③吸氧导管定期更换,防止堵塞或氧化;④监测氧流量,避免随意调整氧流量;⑤防治感染,氧疗装置要定期更换、清洁和消毒。

(4)在医师及护士指导下制订个体化锻炼计划,坚持呼吸功能锻炼。合理饮食,改善营养状况,提高机体抵抗力,补充适宜的水分。

(5)预防感冒和慢性支气管炎的急性发作,根据实际情况,进行流感疫苗接种。如出现呼吸困难、咳嗽、咳痰增多、黄痰、发热等症状应及时就诊。

第五节 呼 吸 衰 竭

一、概述

呼吸衰竭是指各种原因引起的肺通气和/或换气功能严重障碍,以致在静息状态下也不能维持足够的气体交换,导致缺氧伴(或不伴)二氧化碳潴留,进而引起一系列病理生理改变和代谢紊乱的临床综合征。主要表现为呼吸困难、发绀、精神、神经症状等。常以动脉血气分析作为呼吸衰竭的诊断标准:在水平面、静息状态、呼吸空气条件下,动脉血氧分压<8.0 kPa(60 mmHg),伴(或不伴)二氧化碳分压>6.7 kPa(50 mmHg),并排除心内解剖分流和原发于心排血量降低等致低氧因素,可诊断为呼吸衰竭。

(一)病因

参与呼吸运动过程的任何一个环节发生病变,都可导致呼吸衰竭。临床上常见的病因有以下几种。

1.呼吸道阻塞性病变

气管-支气管的炎症、痉挛、肿瘤、异物、纤维化瘢痕,如慢性阻塞性肺疾病、重症哮喘等引起呼吸道阻塞和肺通气不足。

2.肺组织病变

各种累及肺泡和/或肺间质的病变,如肺炎、肺气肿、严重肺结核、弥漫性肺纤维化、肺水肿、肺不张、硅沉着病等均可导致肺容量减少、有效弥散面积减少、肺顺应性降低、通气/血流比值失调。

3.肺血管疾病

肺栓塞、肺血管炎、肺毛细血管瘤、多发性微血栓形成等可引起肺换气障碍,通气/血流比值失调,或部分静脉血未经氧合直接进入肺静脉。

4.胸廓与胸膜疾病

胸外伤引起的连枷胸、严重的自发性或外伤性气胸等均可影响胸廓活动和肺脏扩张,造成通气障碍。严重的脊柱畸形、大量胸腔积液或伴有胸膜增厚、粘连,也可引起通气减少。

5.神经-肌肉疾病

脑血管疾病、颅脑外伤、脑炎,以及安眠药中毒,可直接或间接抑制呼吸中枢。脊髓高位损伤、脊髓灰质炎、多发性神经炎、重症肌无力、有机磷中毒、破伤风,以及严重的钾代谢紊乱,均可累及呼吸肌,使呼吸肌动力下降而引起通气不足。

(二)分类

1.按发病的缓急分类

(1)急性呼吸衰竭:多指原来呼吸功能正常,由于某些突发因素,如创伤、休克、溺水、电击、急性呼吸道阻塞、药物中毒、颅脑病变等,造成肺通气和/或换气功能迅速出现严重障碍,短时间内引起呼吸衰竭。

(2)慢性呼吸衰竭:指在一些慢性疾病,包括在呼吸和神经肌肉系统疾病的基础上,呼吸功能障碍逐渐加重而发生的呼吸衰竭。最常见的原因为慢性阻塞性肺疾病。

2.按动脉血气分析分类

(1)Ⅰ型呼吸衰竭:即缺氧性呼吸衰竭。血气分析特点:动脉血氧分压<8.0 kPa(60 mmHg),二氧化碳分压降低或正常。主要见于弥散功能障碍、通气/血流比值失调、动-静脉分流等肺换气障碍性疾病,如急性肺栓塞、间质性肺疾病等。

(2)Ⅱ型呼吸衰竭:即高碳酸性呼吸衰竭。血气分析特点:动脉血氧分压<8.0 kPa(60 mmHg),同时二氧化碳分压>6.7 kPa(50 mmHg)。Ⅱ型呼吸衰竭是指因肺泡有效通气不足所致的呼吸衰竭。单纯通气不足引起的缺氧和高碳酸血症的程度是平行的,若伴有换气功能障碍,则缺氧更严重,如慢性阻塞性肺疾病。

(三)发病机制和病理生理

1.缺氧(低氧血症)和二氧化碳潴留(高碳酸血症)的发生机制

(1)肺通气不足:各种原因造成呼吸道管腔狭窄,通气障碍,使肺泡通气量减少,肺泡氧分压下降,二氧化碳排出障碍,最终导致缺氧和二氧化碳潴留。

(2)弥散障碍:氧气、二氧化碳等气体通过肺泡膜进行气体交换的物理弥散过程发生障碍。由于氧气和二氧化碳通透肺泡膜的能力相差很大,氧的弥散力仅为二氧化碳的1/20,因此在弥散障碍时,通常表现为低氧血症。

(3)通气/血流比失调:正常成年人静息状态下,肺泡通气量为 4 L/min,肺血流量为5 L/min,通气/血流比为0.8。病理情况下,通气/血流比失调有两种形式:①部分肺泡通气不足,如肺泡萎陷、肺炎、肺不张等引起病变部位的肺泡通气不足,通气/血流比减小,静脉血不能充分氧合,形成动-静脉样分流。②部分肺泡血流不足,肺血管病变如肺栓塞引起栓塞部位血流减少,通气正常,通气/血流比增大,吸入的气体不能与血流进行有效交换,形成无效腔效应,又称死腔样通气。通气/血流比失调的结果主要是缺氧,而无二氧化碳潴留。

(4)氧耗量增加:加重缺氧的原因之一。发热、战栗、呼吸困难和抽搐均增加氧耗量,正常人可借助增加通气量以防止缺氧。而原有通气功能障碍的患者,在氧耗量增加的情况下会出现严重的低氧血症。

2.缺氧对人体的影响

(1)对中枢神经系统的影响:脑组织对缺氧最为敏感。缺氧对中枢神经影响的程度与缺氧的程度和发生速度有关。轻度缺氧仅有注意力不集中、智力减退、定向障碍等;随着缺氧的加重可出现烦躁不安、神志恍惚、谵妄、昏迷。由于大脑皮质神经元对缺氧的敏感性最高,因此临床上缺氧的最早期表现是精神症状。

严重缺氧可使血管的通透性增加,引起脑组织充血、水肿和颅内压增高,压迫脑血管,进一步加重缺血、缺氧,形成恶性循环。

(2)对循环系统的影响:缺氧可反射性加快心率,使血压升高、冠状动脉血流增加以维持心肌活动所必需的氧。心肌对缺氧十分敏感,早期轻度缺氧即可在心电图上表现出来,急性严重缺氧可导致心室颤动或心搏骤停。长期慢性缺氧可引起心肌纤维化、心肌硬化。缺氧、肺动脉高压及心肌受损等多种病理变化最终导致肺源性心脏病。

(3)对呼吸系统的影响:呼吸的变化受到低氧血症和高碳酸血症所引起的反射活动及原发病的影响。轻度缺氧可刺激颈动脉窦和主动脉体化学感受器,反射性兴奋呼吸中枢,使呼吸加深加快。随着缺氧的逐渐加重,这种反射迟钝,使呼吸抑制。

(4)对酸碱平衡和电解质的影响:严重缺氧可抑制细胞能量代谢的中间过程,导致能量产生减少,乳酸和无机磷大量积蓄,从而引起代谢性酸中毒。而能量的不足使体内离子转运泵受到损害,钾离子由细胞内转移到血液和组织间,钠和氢离子进入细胞内,导致细胞内酸中毒和高钾血症。代谢性酸中毒产生的固定酸与缓冲系统中碳酸氢盐起作用,产生碳酸,使组织的二氧化碳分压增高。

(5)对消化、血液系统的影响:缺氧可直接或间接损害肝细胞,使丙氨酸氨基转移酶升高。慢性缺氧可引起继发红细胞计数增多,增加了血黏度,严重时加重肺循环阻力和右心负荷。

3.二氧化碳潴留对人体的影响

(1)对中枢神经系统的影响:轻度二氧化碳潴留,可间接兴奋皮质,引起失眠、精神兴奋、烦躁不安等症状,随着二氧化碳潴留的加重,皮质下层受到抑制,表现为嗜睡、昏睡,甚至昏迷,称为二氧化碳麻醉。二氧化碳还可扩张脑血管,使脑血流量增加,严重时造成脑水肿。

(2)对循环系统的影响:二氧化碳潴留可引起心率加快,心排血量增加,肌肉及腹腔血管收缩,冠状动脉、脑血管及皮肤浅表血管扩张,早期表现为血压升高。二氧化碳潴留的加重可直接抑制心血管中枢,引起血压下降、心律失常等严重后果。

(3)对呼吸的影响:二氧化碳是强有力的呼吸中枢兴奋剂,二氧化碳分压急骤升高,呼吸加深加快,通气量增加;长时间的二氧化碳潴留则会对呼吸中枢产生抑制,此时的呼吸运动主要靠缺氧对外周化学感受器的刺激作用得以维持。

(4)对酸碱平衡的影响:二氧化碳潴留可直接导致呼吸性酸中毒。血液 pH 取决于 HCO_3^-/H_2CO_3 比值,前者靠肾脏的调节(需要 $1\sim3$ 天),而 H_2CO_3 的调节主要靠呼吸(仅需数小时)。急性呼吸衰竭时二氧化碳潴留可使 pH 迅速下降;而慢性呼吸衰竭时,因二氧化碳潴留发展缓慢,肾减少 HCO_3^- 排出,不会使 pH 明显降低。

(5)对肾脏的影响:轻度二氧化碳潴留可使肾血管扩张,肾血流量增加而使尿量增加。二氧化碳潴留严重时,pH 降低,使肾血管痉挛,血流量减少,尿量也减少。

二、急性呼吸衰竭

(一)病因

1.呼吸系统疾病

严重呼吸系统感染、急性呼吸道阻塞病变、重度或持续性哮喘、各种原因引起的急性肺水肿、肺血管疾病、胸廓外伤或手术损伤、自发性气胸和急剧增加的胸腔积液等,导致肺通气和换气障碍。

2.神经系统疾病

急性颅内感染、颅脑外伤、脑血管病变等直接或间接抑制呼吸中枢。

3.神经-肌肉传导系统病变

脊髓灰质炎、重症肌无力、有机磷中毒及颈椎外伤等可损伤神经-肌肉传导系统,引起通气不足。

(二)临床表现

急性呼吸衰竭的临床表现主要是低氧血症所致的呼吸困难和多器官功能障碍。

1.呼吸困难

呼吸困难是呼吸衰竭最早出现的症状,表现为呼吸节律、频率和幅度的改变。

2.发绀

发绀是缺氧的典型表现。当动脉血氧饱和度低于90%时,可在口唇、甲床等末梢部位出现紫蓝色,称为发绀。血红蛋白增高和休克时易出现发绀,严重贫血者即使缺氧也无明显发绀。发绀还受皮肤色素及心功能的影响。

3.精神神经症状

急性缺氧可出现精神错乱、狂躁、抽搐、昏迷等症状。

4.循环系统表现

多数患者有心动过速;严重低氧血症、酸中毒可引起心肌损害,也可引起周围循环衰竭、血压下降、心律失常、心搏骤停。

5.消化和泌尿系统表现

严重缺氧损害肝、肾细胞,引起转氨酶、尿素氮升高,个别病例可出现蛋白尿和管型尿。胃肠道黏膜屏障功能损伤,导致胃肠道黏膜充血、水肿、糜烂或应激性溃疡,引起上消化道出血。

(三)诊断

根据急性发病的病因及低氧血症的临床表现,急性呼吸衰竭的诊断不难做出,结合动脉血气分析可确诊。

(四)治疗

急性呼吸衰竭时,机体往往来不及代偿,故需紧急救治。

1.改善与维持通气

保证呼吸道通畅是最基本最重要的治疗措施。立即进行口对口人工呼吸，必要时建立人工呼吸道(气管插管或气管切开)。用手压式气囊做加压人工呼吸，将更利于发挥气体弥散的作用，延长氧分压在安全水平的时间，为进一步抢救赢得机会。

若患者有支气管痉挛，应立即由静脉给予支气管扩张药。

2.高浓度给氧

及时给予患者高浓度氧或纯氧，尽快缓解机体缺氧状况，保护重要器官是抢救成功的关键。但必须注意吸氧浓度和时间，以免造成氧中毒。一般吸入纯氧小于5小时。

3.其他抢救措施

见本节慢性呼吸衰竭。

三、慢性呼吸衰竭

慢性呼吸衰竭是由慢性胸肺疾病引起呼吸功能障碍逐渐加重而发生的呼吸衰竭。由于机体的代偿适应，尚能从事较轻体力工作和日常活动者称代偿性慢性呼吸衰竭；当并发呼吸道感染、呼吸道痉挛等原因导致呼吸功能急剧恶化，代偿丧失，出现严重缺氧和二氧化碳潴留及代谢紊乱者称失代偿性慢性呼吸衰竭，以Ⅱ型呼吸衰竭最常见。

(一)病因

以慢性阻塞性肺疾病最常见，其次为重症哮喘发作、弥漫性肺纤维化、严重肺结核、尘肺、广泛胸膜粘连、胸廓畸形等。呼吸道感染常是导致失代偿性慢性呼吸衰竭的直接诱因。

(二)临床表现

除原发病的相应症状外，主要是由缺氧和二氧化碳潴留引起的多器官功能紊乱。慢性呼吸衰竭的临床表现与急性呼吸衰竭大致相似，但在以下几方面有所不同。

1.呼吸困难

慢性阻塞性肺疾病所致的呼吸衰竭，病情较轻时表现为呼吸费力伴呼气延长，严重时呈浅快呼吸。若并发二氧化碳潴留，二氧化碳分压显著升高或升高过快，可出现二氧化碳麻醉，患者由深而慢的呼吸转为浅快呼吸或潮式呼吸。

2.精神神经症状

慢性呼吸衰竭伴二氧化碳潴留时,随着二氧化碳分压的升高,可表现为先兴奋后抑制。抑制之前的兴奋症状有烦躁、躁动、夜间失眠而白天嗜睡(睡眠倒错)等,抑制症状有神志淡漠、注意力不集中、定向力障碍、昏睡,甚至昏迷,也可出现腱反射减弱或消失、锥体束征阳性等,称为肺性脑病。

3.循环系统表现

二氧化碳潴留使外周体表静脉充盈、皮肤充血、温暖多汗、血压升高、心排血量增多而致脉搏洪大,多数患者有心率加快,因脑血管扩张产生搏动性头痛。

(三)诊断

根据患者有慢性肺疾病或其他导致呼吸功能障碍的疾病史,新近有呼吸道感染,有缺氧、二氧化碳潴留的临床表现,结合动脉血气分析可做出诊断。

(四)治疗

治疗原则是畅通呼吸道、纠正缺氧、增加通气量、纠正酸碱失衡及电解质紊乱和去除诱因。

1.保证呼吸道通畅

呼吸道通畅是纠正呼吸衰竭的首要措施。应鼓励患者咳嗽,对无力咳嗽、咳痰或意识障碍的患者要加强翻身拍背和体位引流,昏迷患者可采用多孔导管通过口腔、鼻腔、咽喉部,将分泌物或胃内反流物吸出。痰液黏稠不易咳出者,可采用雾化吸入稀释痰液;对呼吸道痉挛者可给予支气管解痉药,必要时建立人工呼吸道,并采用机械通气辅助呼吸。

2.氧疗

常用鼻塞或鼻导管吸氧,Ⅱ型呼吸衰竭应给予低流量(1~2 L/min)低浓度(25%~33%)持续吸氧。因Ⅱ型呼吸衰竭时,呼吸中枢对高二氧化碳的反应性差,呼吸的维持主要靠缺氧的刺激,若给予高浓度吸氧,可消除缺氧对呼吸的驱动作用,而使通气量迅速降低,二氧化碳分压更加升高,患者很快进入昏迷。Ⅰ型呼吸衰竭时吸氧浓度可较高(35%~45%),宜用面罩吸氧。应防止高浓度(>60%)、长时间(>24 小时)吸氧引起氧中毒。

3.增加通气量

增加通气量,减少二氧化碳潴留。二氧化碳潴留主要是由于肺泡通气不足引起的,只有增加肺泡通气量才能有效地排出二氧化碳。目前临床上常通过应用呼吸兴奋药和机械通气来改善肺泡通气功能。

(1)合理应用呼吸兴奋药可刺激呼吸中枢或周围化学感受器,增加呼吸频率和潮气量,使通气改善,还可改善神志,提高咳嗽反射,有利于排痰。常用尼可刹米 1.875～3.75 g 加入 5% 葡萄糖液 500 mL 中静脉滴注,但应注意供氧,以弥补其氧耗增多的弊端。氨茶碱、地高辛可增强膈肌收缩而增加通气量,可配合应用。必要时还可选用纳洛酮以促醒。

(2)机械通气的目的在于提供维持患者代谢所需要的肺泡通气;提供高浓度的氧气以纠正低氧血症,改善组织缺氧;代替过度疲劳的呼吸肌完成呼吸作用,减轻心肺负担,缓解呼吸困难症状。对于神志尚清,能配合的呼吸衰竭患者,可采用无创性机械通气,如做鼻或口鼻面罩呼吸机机械通气;对于病情危重神志不清或呼吸道有大量分泌物者,应建立人工呼吸道,如气管插管气管切开安装多功能呼吸机机械通气。机械通气为正压送气,操作时各项参数(潮气量、呼吸频率、吸呼比、氧浓度等)应适中,以免出现并发症。

4.抗感染

慢性呼吸衰竭急性加重的常见诱因是感染,一些非感染因素诱发的呼吸衰竭也容易继发感染。因此,抗感染治疗是慢性呼吸衰竭治疗的重要环节之一,应注意根据病原学检查及药物敏感试验合理应用抗生素。

5.纠正酸碱平衡失调

慢性呼吸衰竭常有二氧化碳潴留,可导致呼吸性酸中毒。呼吸性酸中毒的发生多为慢性过程,机体常常以增加碱储备来代偿。因此,在纠正呼吸性酸中毒的同时,要注意纠正潜在的代谢性碱中毒,可给予盐酸精氨酸和补充钾盐。

6.营养支持

呼吸衰竭患者由于呼吸功能增加、发热等因素,导致能量消耗上升,机体处于负代谢,长时间会导致免疫功能降低、不易控制感染、呼吸肌易疲劳。故可给予患者高蛋白、高脂肪和低糖,以及多种维生素和微量元素的饮食,必要时静脉滴注脂肪乳。

7.病因治疗

病因治疗是治疗呼吸衰竭的根本方法。在解决呼吸衰竭本身造成的危害的前提下,应针对不同病因采取适当的治疗措施。

(五)转诊

1.转诊指征

呼吸衰竭一旦确诊,应立即转上一级医院诊治。

2.转诊注意事项

转诊前需给予吸氧、吸痰,应用呼吸兴奋药等。

(六)健康指导

缓解期鼓励患者进行耐寒锻炼和呼吸功能锻炼,以增强体质及抗病能力;注意保暖,避免受凉及呼吸道感染,若出现感染症状,应及时治疗;注意休息,掌握合理的家庭氧疗;加强营养,增加抵抗力,减少呼吸道感染的机会。

四、护理评估

(一)致病因素

引起呼吸衰竭的病因很多,参与肺通气和换气的任何一个环节的严重病变都可导致呼吸衰竭。

1.呼吸系统疾病

呼吸系统疾病常见于慢性阻塞性肺疾病、重症哮喘、肺炎、严重肺结核、弥散性肺纤维化、肺水肿、严重气胸、大量胸腔积液、硅沉着病、胸廓畸形等。

2.神经肌肉病变

脑血管疾病、颅脑外伤、脑炎、镇静催眠药中毒、多发性神经炎、脊髓颈段或高位胸段损伤、重症肌无力等。

上述病因可引起肺泡通气量不足、氧弥散障碍、通气/血流比例失调,导致缺氧或合并二氧化碳潴留而发生呼吸衰竭。

(二)身体状况

呼吸衰竭除原发疾病症状、体征外,主要为缺氧、二氧化碳潴留所致的呼吸困难和多脏器功能障碍。

1.呼吸困难

呼吸困难是最早、最突出的表现。主要为呼吸频率增快,病情严重时辅助呼吸肌活动增加,出现"三凹征"。若并发二氧化碳潴留,二氧化碳分压升高过快或显著升高时,患者可由呼吸过快转为浅慢呼吸或潮式呼吸。

2.发绀

发绀是缺氧的典型表现,可见口唇、指甲和舌发绀。严重贫血患者由于红细胞和血红蛋白计数减少,还原型血红蛋白的含量降低可不出现发绀。

3.精神神经症状

精神神经症状主要是缺氧和二氧化碳潴留的表现。早期轻度缺氧可表现为注意力分散,定向力减退;缺氧程度加重,出现烦躁不安、神志恍惚、嗜睡、昏迷。轻度二氧化碳潴留,表现为兴奋症状,即失眠、躁动、夜间失眠而白天嗜睡;重度二氧化碳潴留可抑制中枢神经系统导致肺性脑病,表现为神志淡漠、间歇抽搐、肌肉震颤、昏睡,甚至昏迷等二氧化碳麻醉现象。

4.循环系统表现

二氧化碳潴留使外周体表静脉充盈、皮肤充血、温暖多汗、血压升高、心排血量增多而致脉搏洪大;多数患者有心率加快;因脑血管扩张产生搏动性头痛。

5.其他

上消化道出血、谷丙转氨酶升高、蛋白尿、血尿、氮质血症等。

(三)心理社会状况

患者常因躯体不适、气管插管或气管切开、各种监测及治疗仪器的使用等感到焦虑或恐惧。

(四)实验室及其他检查

1.动脉血气分析

动脉血氧分压＜8.0 kPa(60 mmHg)、伴或不伴二氧化碳分压＞6.7 kPa(50 mmHg)为最重要的指标,可作为呼吸衰竭的诊断依据。

2.血 pH 及电解质测定

呼吸性酸中毒合并代谢性酸中毒时,血 pH 明显降低常伴有高钾血症。呼吸性酸中毒合并代谢性碱中毒时,常有低钾和低氯血症。

3.影像学检查

胸部 X 线片、肺 CT 和放射性核素肺通气/灌注扫描等,可协助分析呼吸衰竭的原因。

五、护理诊断及医护合作性问题

(1)气体交换受损:与通气不足、通气/血流失调和弥散障碍有关。

(2)清理呼吸道无效:与分泌物增加、意识障碍、人工气道、呼吸肌功能障碍有关。

(3)焦虑:与呼吸困难、气管插管、病情严重、失去个人控制及对预后的不确定有关。

(4)营养失调,低于机体需要量,与食欲缺乏、呼吸困难、人工气道及机体消耗增加有关。

(5)有受伤的危险:与意识障碍、气管插管及机械呼吸有关。

（6）潜在并发症：如感染、窒息等。

（7）缺乏呼吸衰竭的防治知识。

六、治疗及护理措施

（一）治疗

慢性呼吸衰竭治疗的基本原则是治疗原发病、保持气道通畅、纠正缺氧和改善通气，维持心、脑、肾等重要脏器的功能，预防和治疗并发症。

1.保持呼吸道通畅

保持呼吸道通畅是呼吸衰竭最基本、最重要的治疗措施。主要措施：清除呼吸道的分泌物及异物；积极使用支气管扩张药物缓解支气管痉挛；对昏迷患者采取仰卧位，头后仰，托起下颌，并将口打开；必要时采用气管切开或气管插管等方法建立人工气道。

2.合理氧疗

吸氧是治疗呼吸衰竭必需的措施。

3.机械通气

根据患者病情选用无创机械通气或有创机械通气。临床上常用的呼吸机分压力控制型及容量控制型两大类，呼吸机通过采用机械装置产生通气，以代替、控制或辅助自主呼吸，达到增加通气量，改善通气功能的目的。

4.控制感染

慢性呼吸衰竭急性加重的常见诱因是呼吸道感染，因此应选用敏感有效的抗生素控制感染。

5.呼吸兴奋药的应用

必要时给予呼吸兴奋药如都可喜等兴奋呼吸中枢，增加通气量。

6.纠正酸碱平衡失调

以机械通气的方法能较为迅速地纠正呼吸性酸中毒，补充盐酸精氨酸和氯化钾可同时纠正潜在的碱中毒。

（二）护理措施

1.病情观察

重症患者需持续心电监护，密切观察患者的意识状态、呼吸频率、呼吸节律和深度、血压、心率和心律。观察排痰是否通畅、有无发绀、球结膜水肿、肺部异常呼吸音及啰音；监测动脉血气分析、电解质检查结果、机械通气情况等；若患者出现神志淡漠、烦躁、抽搐时，提示有肺性脑病的发生，应及时通知医师进行处理。

2.生活护理

(1)休息与体位:急性发作时,安排患者在重症监护病房,绝对卧床休息;协助和指导患者取半卧位或坐位,指导、教会病情稳定的患者缩唇呼吸。

(2)合理饮食:给予高热量、高蛋白、富含维生素、低糖类、易消化、少刺激性的食物;昏迷患者常规给予鼻饲或肠外营养。

3.氧疗的护理

(1)氧疗的意义和原则:氧疗能提高动脉血氧分压,纠正缺氧,减轻组织损伤,恢复脏器功能。临床上根据患者病情和血气分析结果采取不同的给氧方法和给氧浓度。原则是在畅通气道的前提下,Ⅰ型呼吸衰竭的患者可短时间内间歇给予高浓度(>35%)或高流量(4~6 L/min)吸氧;Ⅱ型呼吸衰竭的患者应给予低浓度(<35%)、低流量(1~2 L/min)鼻导管持续吸氧,使动脉血氧分压控制在 8.0 kPa(60 mmHg)或 SaO_2 在 90%以上,以防因缺氧完全纠正,使外周化学感受器失去低氧血症的刺激而导致呼吸抑制,加重缺氧和 CO_2 潴留。

(2)吸氧方法:有鼻导管、鼻塞、面罩、气管内和呼吸机给氧。临床常用、简便的方法是鼻导管、鼻塞法吸氧,其优点为简单、方便,不影响患者进食、咳嗽。缺点为氧浓度不恒定,易受患者呼吸影响,高流量对局部黏膜有刺激,氧流量不能大于 7 L/min。吸氧过程中应注意保持吸入氧气的湿化,输送氧气的面罩、导管、气管应定期更换消毒,防止交叉感染。

(3)氧疗疗效的观察:若吸氧后呼吸困难缓解、发绀减轻、心率减慢、尿量增多、皮肤转暖、神志清醒,提示氧疗有效;若呼吸过缓或意识障碍加深,提示二氧化碳潴留加重。应根据动脉血气分析结果和患者的临床表现,及时调整吸氧流量或浓度。若发绀消失、神志清楚、精神好转、动脉血氧分压>8.0 kPa(60 mmHg)、二氧化碳分压<6.7 kPa(50 mmHg),可间断吸氧几天后,停止氧疗。

4.药物治疗的护理

用药过程中密切观察药物的疗效和不良反应。使用呼吸兴奋药必须保持呼吸道通畅,脑缺氧、脑水肿未纠正而出现频繁抽搐者慎用;静脉滴注时速度不宜过快,如出现恶心、呕吐、烦躁、面色潮红、皮肤瘙痒等现象,需要减慢滴速。对烦躁不安、夜间失眠患者,禁用对呼吸有抑制作用的药物,如吗啡等,慎用镇静药,以防止引起呼吸抑制。

5.心理护理

呼吸衰竭的患者常对病情和预后有顾虑、心情忧郁、对治疗丧失信心,应多了解和关心患者的心理状况,特别是对建立人工气道和使用机械通气的患者,应经常巡视,让患者说出或写出引起或加剧焦虑的因素,针对性解决。

6.健康指导

(1)疾病知识指导:向患者及家属讲解疾病的发病机制、发展和转归。告诉患者及家属慢性呼吸衰竭患者度过危重期后,关键是预防和及时处理呼吸道感染等诱因,以减少急性发作,尽可能延缓肺功能恶化的进程。

(2)生活指导:从饮食、呼吸功能锻炼、运动、避免呼吸道感染、家庭氧疗等方面进行指导。

(3)病情监测指导:指导患者及家属学会识别病情变化,如出现咳嗽加剧、痰液增多、色变黄、呼吸困难、神志改变等症状,应及早就医。

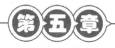

消化内科疾病护理

第一节 反流性食管炎

反流性食管炎是指胃十二指肠内容物反流入食管所引起的食管黏膜炎症、糜烂、溃疡和纤维化等病变,甚至引起咽喉、气道等食管以外的组织损害。其发病男性多于女性,男女比例为(2～3)∶1,发病率为1.92%。随着年龄的增长,食管下段括约肌收缩力下降,胃十二指肠内容物自发性反流,而使老年人反流性食管炎的发病率有所增加。

一、病因与发病机制

(一)抗反流屏障削弱

食管下括约肌是指食管末端3～4 cm长的环形肌束。正常人静息时压力为1.3～4.0 kPa(10～30 mmHg),为一高压带,防止胃内容物反流入食管。由于年龄的增长,机体老化导致食管下括约肌的收缩力下降引起食物反流。一过性食管下括约肌松弛也是反流性食管炎的主要发病机制。

(二)食管清除作用减弱

正常情况下,一旦发生食物的反流,大部分反流物通过1～2次食管自发和继发性的蠕动性收缩将食管内容物排入胃内,即容量清除,剩余的部分则由唾液缓慢地中和。老年人食管蠕动缓慢和唾液产生减少,影响了食管的清除作用。

(三)食管黏膜屏障作用下降

反流物进入食管后,可以凭借食管上皮表面黏液、不移动水层和表面HCO_3^-、复层鳞状上皮等构成的上皮屏障,以及黏膜下丰富的血液供应构成的后上皮屏障,发挥其抗反流物对食管黏膜损伤的作用。随着机体老化,食管黏膜逐渐萎缩,黏膜屏障作用下降。

二、护理评估

(一)健康史

询问患者的饮食结构及习惯、有无长期服用药物史。

(二)身体评估

1.反流症状

反酸、反食、反胃(指胃内容物在无恶心和不用力的情况下涌入口腔)、嗳气等,多在餐后明显或加重,平卧或躯体前屈时易出现。

2.反流物引起的刺激症状

胸骨后或剑突下烧灼感、胸痛、吞咽困难等。常由胸骨下段向上伸延,常在餐后 1 小时出现,平卧、弯腰或腹压增高时可加重。反流物刺激食管痉挛导致胸痛,常发生在胸骨后或剑突下。严重时可为剧烈刺痛,可放射到后背、胸部、肩部、颈部、耳后,有的酷似心绞痛的特点。

3.其他症状

咽部不适,有异物感、棉团感或堵塞感,可能与酸反流引起食管上段括约肌压力升高有关。

4.并发症

(1)上消化道出血:因食管黏膜炎症、糜烂及溃疡可以导致上消化道出血。

(2)食管狭窄:食管炎反复发作致使纤维组织增生,最终导致瘢痕性狭窄。

(3)Barrett 食管:在食管黏膜的修复过程中,食管-贲门交界处 2 cm 以上的食管鳞状上皮被特殊的柱状上皮取代,称为 Barrett 食管。Barrett 食管发生溃疡时,又称 Baretr 溃疡。Barrett 食管是食管癌的主要癌前病变,其腺癌的发生率较正常人高 30～50 倍。

(三)辅助检查

1.内镜检查

内镜检查是反流性食管炎最准确、最可靠的诊断方法,能判断其严重程度和有无并发症,结合活检可与其他疾病相鉴别。

2.24 小时食管 pH 监测

应用便携式 pH 记录仪在生理状态下对患者进行 24 小时食管 pH 连续监测,可提供食管是否存在过度酸反流的客观依据。在进行该项检查前 3 天,应停用抑酸药与促胃肠动力的药物。

3.食管吞钡 X 线检查

对不愿意接受或不能耐受内镜检查者行该检查。严重患者可发现阳性 X 线征。

(四)心理-社会状况

反流性食管炎长期持续存在,病情反复、病程迁延,因此患者会出现食欲减退,体重下降,心情烦躁、焦虑;合并消化道出血时会使患者紧张、恐惧。应注意评估患者的情绪状态及对本病的认知程度。

三、常见护理诊断及问题

(一)疼痛

胸痛与胃食管黏膜炎性病变有关。

(二)营养失调

低于机体需要量与害怕进食、消化吸收不良等有关。

(三)有体液不足的危险

有体液不足的危险与合并消化道出血引起活动性体液丢失、呕吐及液体摄入量不足有关。

(四)焦虑

焦虑与病情反复、病程迁延有关。

(五)知识缺乏

缺乏对反流性食管炎病因和预防知识的了解。

四、诊断要点与治疗原则

(一)诊断要点

临床上有明显的反流症状,内镜下有反流性食管炎的表现,食管过度酸反流的客观依据即可做出诊断。

(二)治疗原则

治疗原则以药物治疗为主,对药物治疗无效或发生并发症者可做手术治疗。

1.药物治疗

目前多主张采用递减法,即开始使用质子泵抑制剂加促胃肠动力药,迅速控制症状,待症状控制后再减量维持。

(1)促胃肠动力药:目前常用的药物是西沙必利,每次 5~15 mg,每天 3~4 次,疗程为 8~12 周。

(2)抑酸药。①H$_2$受体拮抗剂:西咪替丁 400 mg、雷尼替丁 150 mg、法莫替丁 20 mg,每天 2 次,疗程为 8~12 周。②质子泵抑制剂:奥美拉唑 20 mg、兰索拉唑 30 mg、泮托拉唑 40 mg、雷贝拉唑 10 mg 或埃索美拉唑 20 mg,每天 1 次,疗程为 4~8 周。③抗酸药:仅用于症状轻、间歇发作的患者作为临时缓解症状用。反流性食管炎有并发症或停药后很快复发者,需要长期维持治疗。H$_2$受体拮抗剂、西沙必利、质子泵抑制剂均可用于维持治疗,其中以质子泵抑制剂效果最好。维持治疗的剂量因患者而异,以调整至患者无症状的最低剂量为合适剂量。

2.手术治疗

手术为不同术式的胃底折叠术。手术指征为:①严格内科治疗无效。②虽经内科治疗有效,但患者不能忍受长期服药。③经反复扩张治疗后仍反复发作的食管狭窄。④确认由反流性食管炎引起的严重呼吸道疾病。

3.并发症的治疗

(1)食管狭窄:大部分狭窄可行内镜下食管扩张术治疗。扩张后予以长程质子泵抑制剂维持治疗可防止狭窄复发。少数严重瘢痕性狭窄需行手术切除。

(2)Barrett 食管:药物治疗是预防 Barrett 食管发生和发展的重要措施,必须使用质子泵抑制剂治疗及长期维持。

五、护理措施

(一)一般护理

为减少平卧时夜间反流可将床头抬高 15~20 cm。避免睡前 2 小时内进食,白天进餐后亦不宜立即卧床。应避免食用使食管下括约肌压力降低的食物和药物,如高脂肪、巧克力、咖啡、浓茶及硝酸甘油、钙通道阻滞剂等。应戒烟及禁酒。减少一切影响腹压增高的因素,如肥胖、便秘、紧束腰带等。

(二)用药护理

遵医嘱给予药物治疗,注意观察药物的疗效及不良反应。

1.H$_2$受体拮抗剂

药物应在餐中或餐后即刻服用,若需同时服用抗酸药,则两药应间隔 1 小时以上。若经静脉给药应注意控制速度,过快可引起低血压和心律失常。西咪替丁对雄激素受体有亲和力,可导致男性乳腺发育、阳痿及性功能紊乱,应做好解释工作。该药物主要通过肾脏排泄,用药期间应监测肾功能。

2.质子泵抑制剂

奥美拉唑可引起头晕,应嘱患者用药期间避免开车或做其他必须高度集中注意力的工作。兰索拉唑的不良反应包括荨麻疹、皮疹、瘙痒、头痛、口苦、肝功能异常等,轻度不良反应不影响继续用药,较严重时应及时停药。泮托拉唑的不良反应较少,偶可引起头痛和腹泻。

3.抗酸药

该药在饭后1小时和睡前服用。服用片剂时应嚼服,乳剂给药前应充分摇匀。抗酸剂应避免与奶制品、酸性饮料及食物同时服用。

(三)饮食护理

(1)指导患者有规律地定时进餐,饮食不宜过饱,选择营养丰富、易消化的食物。避免摄入过咸、过甜、过辣的刺激性食物。

(2)制订饮食计划:与患者共同制订饮食计划,指导患者及家属改进烹饪技巧,增加食物的色、香、味,刺激患者食欲。

(3)观察并记录患者每天进餐次数、量、种类,以了解其摄入营养素的情况。

六、健康指导

(一)疾病知识的指导

向患者及家属介绍本病的有关病因,避免诱发因素。保持良好的心理状态,平时生活要有规律,合理安排工作和休息时间,注意劳逸结合,积极配合治疗。

(二)饮食指导

指导患者加强饮食卫生和饮食营养,养成有规律的饮食习惯;避免过冷、过热、辛辣等刺激性食物及浓茶、咖啡等饮料;嗜酒者应戒酒。

(三)用药指导

根据病因及病情进行指导,嘱患者长期维持治疗,介绍药物的不良反应,如有异常及时复诊。

第二节 胃 炎

胃炎指的是任何病因引起的胃黏膜炎症,常伴有上皮损伤和细胞再生。胃黏膜对损害的反应涉及上皮损伤、黏膜炎症和上皮细胞再生等过程。胃炎是最常见的消化道疾病之一。按临床发病的缓急和病程的长短,一般将胃炎分为急性胃炎和慢性胃炎。

一、急性胃炎

急性胃炎是由多种病因引起的急性胃黏膜炎症。临床上急性发病,常表现为上腹部症状。内镜检查可见胃黏膜充血、水肿、出血、糜烂(可伴有浅表溃疡)等一过性病变。病理组织学特征为胃黏膜固有层见到以中性粒细胞为主的炎症细胞浸润。

急性胃炎主要包括:①急性幽门螺杆菌感染引起的急性胃炎。但临床上很难诊断幽门螺杆菌感染引起的急性胃炎,因为一过性的上腹部症状多不为患者注意,亦极少需要胃镜检查,加之可能多数患者症状很轻或无症状。感染幽门螺杆菌后,如不予治疗,幽门螺杆菌感染可长期存在并发展为慢性胃炎。②除幽门螺杆菌之外的病原体感染及(或)其毒素对胃黏膜损害引起的急性胃炎。进食被微生物及(或)其毒素污染的不洁食物所引起的急性胃肠炎,以肠道炎症为主。由于胃酸的强力抑菌作用,除幽门螺杆菌之外的细菌很难在胃内存活而感染胃黏膜,因此一般人很少患除幽门螺杆菌之外的感染性胃炎。但当机体免疫力下降时,可发生各种细菌、真菌、病毒所引起的急性感染性胃炎。③急性糜烂出血性胃炎。本病是由各种病因引起的、以胃黏膜多发性糜烂为特征的急性胃黏膜病变,常伴有胃黏膜出血,可伴有一过性浅溃疡形成。因为本病胃黏膜炎症很轻或缺如,因此严格来说应称为急性糜烂出血性胃病。急性糜烂出血性胃炎临床常见,需要积极治疗,在此予以重点讨论。

(一)病因及发病机制

引起急性糜烂出血性胃炎的常见病因如下。

1.药物

常见的有非甾体抗炎药(non-steroidal anti-inflammator ydrug,NSAID)如阿司匹林、吲哚美辛等,某些抗肿瘤药如氟尿嘧啶、口服氯化钾或铁剂等。这些药物直接损伤胃黏膜上皮层。其中,NSAID还通过抑制环氧合酶的作用而抑制胃黏膜生理性前列腺素的产生,削弱胃黏膜的屏障功能;氟尿嘧啶对快速分裂的细胞如胃肠道黏膜细胞产生明显的细胞毒作用。

2.急性应激

严重创伤、大手术、大面积烧伤、颅内病变、败血症及其他严重脏器病变或多器官功能衰竭等均可引起胃黏膜糜烂、出血,严重者发生急性溃疡并大量出血,如烧伤所致者称Curling溃疡、中枢神经系统病变所致者称库欣综合征溃疡。一般认为急性应激引起急性糜烂出血性胃炎的机制是应激状态下胃黏膜微循环不能正常运行而造成黏膜缺血、缺氧,由此可导致胃黏膜黏液和碳酸氢盐分泌不足、局部前列腺素合成不足、上皮再生能力减弱等改变,使胃黏膜屏障受损。

3.乙醇

乙醇具有亲脂性和溶脂能力,因而高浓度乙醇可直接破坏胃黏膜屏障。黏膜屏障的正常保护功能是维持胃腔与胃黏膜内氢离子高梯度状态的重要保证。当上述因素导致胃黏膜屏障破坏,则胃腔内氢离子便会反弥散进入胃黏膜内,从而进一步加重胃黏膜的损害,最终导致胃黏膜糜烂和出血。上述各种因素也可能导致十二指肠液反流入胃腔,其中的胆汁和各种胰酶,参与了胃黏膜屏障的破坏。

(二)临床表现

1.症状

本病大多无症状,一部分仅有上腹不适、腹胀、食欲减退等症状;一部分表现为突发的呕血和/或黑便,是上消化道出血的常见病因之一。上消化道出血中10%～25%由急性糜烂出血性胃炎引起。

2.体征

急性糜烂出血性胃炎可有上腹部不同程度的压痛。大量出血可引起休克、贫血。

(三)护理

1.护理目标

患者病因祛除,无腹痛、消化道出血。

2.护理措施

(1)一般护理。①休息与活动:患者应注意休息,减少活动,对于急性应激造成者应卧床休息。同时应做好患者的心理疏导,解除其精神紧张。②合理饮食:

进食应定时、有规律，一般进少渣、温凉半流质饮食。如有少量出血可给牛奶、米汤等流质以中和胃酸，有利于胃黏膜的修复。急性大出血或呕吐频繁时应禁食。

（2）治疗用药护理：指导正确使用阿司匹林、吲哚美辛等对胃黏膜有刺激的药物，必要时应用制酸剂、胃黏膜保护剂预防疾病的发生。大出血时立即建立静脉通道，配合医师迅速、准确地实施输血、输液、各种止血治疗及用药等抢救措施，并观察治疗效果及不良反应。输液开始宜快，必要时测定中心静脉压作为调整输液量和速度的依据。避免因输液和输血过多、过快而引起急性肺水肿，尤其应注意老年患者和心肺功能不全者。

（3）病情观察：观察患者呕血及黑便大致数量，血压、脉搏、血红蛋白变化情况。观察原发病及其他病因的转归情况。

（4）心理护理：安慰解释，使患者消除焦虑和恐惧，积极配合治疗。

（5）健康指导：向患者及家属介绍急性胃炎的有关知识、预防方法和自我护理措施。避免使用对胃黏膜有刺激的药物，必须使用时应同时服用制酸剂；嗜酒者应戒酒；对于急性应激状态患者，要注意保护胃黏膜治疗；注意饮食卫生，生活要有规律，保持轻松愉快的心情。

3.护理评价

患者无腹痛及呕血黑便；能戒除烟酒，饮食规律；能够了解急性应激及药物原因所致急性胃炎防治知识。

二、慢性胃炎

慢性胃炎是由各种病因引起的胃黏膜慢性炎症。按照国际上新悉尼系统的分类方法，将慢性胃炎分为浅表性（又称非萎缩性）、萎缩性和特殊类型三大类。慢性浅表性胃炎是指不伴有胃黏膜萎缩性改变、胃黏膜层见以淋巴细胞和浆细胞为主的慢性炎性细胞浸润的慢性胃炎，幽门螺杆菌感染是此类慢性胃炎的主要病因；慢性萎缩性胃炎是指胃黏膜已发生了萎缩性改变的慢性胃炎，常伴有肠上皮化生，慢性萎缩性胃炎又可再分为多灶萎缩性胃炎和自身免疫性胃炎两大类；特殊类型胃炎种类很多，由不同病因所致，临床上较少见，如感染性胃炎、化学性胃炎等。

慢性胃炎是一种常见病，其发病率在各种胃病中居首位。男性稍多于女性。随年龄增长发病率逐渐增高。自身免疫性胃炎在我国仅有少数个案报道。由幽门螺杆菌引起的慢性胃炎呈世界范围分布，我国属于幽门螺杆菌高感染率国家，估计人群中幽门螺杆菌的感染率达 40%～70%。幽门螺杆菌感染可几乎无例外地引起胃黏膜炎症,且感染后机体一般难以将其清除而变成慢性感染。

(一)病因与发病机制

1.幽门螺杆菌感染

目前认为幽门螺杆菌感染是慢性浅表性胃炎最主要的病因,其机制如下。

(1)幽门螺杆菌具有鞭毛结构,可在胃内黏液层中自由活动,并依靠其黏附素与胃黏膜上皮细胞紧密接触,直接侵袭胃黏膜。

(2)幽门螺杆菌所分泌的尿素酶能分解尿素产生 NH_3,中和胃酸,既形成了有利于幽门螺杆菌定居和繁殖的中性环境,又损伤了上皮细胞膜。

(3)幽门螺杆菌能产生细胞毒素使上皮细胞空泡变性,造成黏膜损害和炎症。

(4)幽门螺杆菌的菌体胞壁还可作为抗原诱导自身免疫反应。

2.饮食和环境因素

流行病学资料显示,饮食中高盐和缺乏新鲜蔬菜、水果与慢性胃炎的发生密切相关。幽门螺杆菌感染增加了胃黏膜对环境因素损害的易感性。

3.自身免疫

自身免疫性胃炎以富含壁细胞的胃体黏膜萎缩为主。壁细胞损伤后能作为自身抗原刺激机体的免疫系统产生相应的壁细胞抗体和内因子抗体,破坏壁细胞,使胃酸分泌减少乃至缺失,还可影响维生素 B_{12} 吸收,导致恶性贫血。

4.物理及化学因素

长期饮浓茶、烈酒、咖啡,食用过热、过冷、过于粗糙的食物,可损伤胃黏膜;服用大量非甾体抗炎药可破坏黏膜屏障;各种原因引起的十二指肠液反流,其中的胆汁和胰液等会削弱胃黏膜的屏障功能,使其易受胃酸-胃蛋白酶的损害。

(二)临床表现

1.症状

慢性胃炎大多无症状,部分有上腹痛或不适、食欲缺乏、饱胀、嗳气、反酸、恶心和呕吐等消化不良的表现。少数可有少量上消化道出血。一些患者可出现明显畏食、贫血和体重减轻,见于自身免疫性胃炎。

2.体征

慢性胃炎可有上腹部轻压痛。

（三）护理

1.护理目标

病因祛除，无腹痛，营养状况改善，焦虑减轻。

2.护理措施

(1)一般护理。①休息与活动：伴有贫血时适当休息，平时进行适当的锻炼，以增强机体抗病力。②合理饮食：以进食高营养、易消化的食物和丰富的新鲜蔬菜水果为饮食原则。避免摄入过咸、过甜、过辣的刺激性食物。避免长期饮浓茶、烈酒、咖啡，避免食用过热、过冷、过于粗糙的食物。

(2)用药护理：遵医嘱给患者以清除幽门螺杆菌感染治疗时，注意观察药物的疗效及不良反应。枸橼酸铋钾为常用制剂，因其在酸性环境中方起作用，故宜餐前30分钟服用。服枸橼酸铋钾过程中可使齿、舌变黑，因此可用吸管直接吸入。部分患者服药后会出现便秘和粪便变黑，停药后可自行消失。少数患者有恶心、一过性血清转氨酶升高等症状，极少数患者出现急性肾衰竭。服用阿莫西林前应询问患者有无青霉素过敏史，应用过程中注意有无迟发性变态反应的出现，如皮疹。甲硝唑可引起恶心、呕吐等胃肠道反应，应在餐后30分钟服用，并可遵医嘱用甲氧氯普胺、维生素 B_{12} 等拮抗。

(3)心理护理：及时了解患者心理，耐心解释患者疑虑，尤其有异型增生的患者，常因担心恶变而恐惧。护理人员应主动安慰患者，说明本病经过正规治疗是可以逆转的。对于异型增生患者，经严密随访，即使有恶变，及时手术也可获得满意的疗效，应使患者乐观、积极配合治疗消除焦虑、恐惧心理。

(4)健康指导：①向患者及家属介绍本病的有关病因，指导健康的饮食习惯。②介绍根除幽门螺杆菌治疗的意义和适应证。指导药物治疗注意事项，如避免使用对胃黏膜有刺激的药物，必须使用时应同时服用制酸剂或胃黏膜保护剂；介绍药物的不良反应，如有异常及时复诊，定期门诊复查。③对于胃黏膜异型增生的患者，嘱其定期随访。

3.护理评价

经过治疗和护理患者不适减轻；了解相关知识；及时发现和处理并发症。

第三节　消化性溃疡

消化性溃疡主要指发生在胃和十二指肠的慢性溃疡,即胃溃疡(gastric ulcer,GU)和十二指肠溃疡(duodenal ulcer,DU)。溃疡的黏膜缺损超过黏膜肌层,不同于糜烂。本病中年最为常见,DU多见于青壮年,而GU多见于中老年,后者发病高峰比前者约迟10年。男性患病比女性较多。临床上DU比GU多见,两者之比为(2～3)∶1,但有地区差异,在胃癌高发区GU所占的比例有所提高。

一、病因及发病机制

在正常生理情况下,胃十二指肠黏膜经常接触有强侵蚀力的胃酸和在酸性环境下被激活,能水解蛋白质的胃蛋白酶,此外,还经常受摄入的各种有害物质的侵袭,但却能抵御这些侵袭因素的损害,维持黏膜的完整性,这是因为胃十二指肠黏膜具有一系列防御和修复机制。目前认为,胃十二指肠黏膜的这一完善而有效的防御和修复机制,足以抵抗胃酸/胃蛋白酶的侵蚀。一般而言,只有当某些因素损害了这一机制才可能发生胃酸/胃蛋白酶侵蚀黏膜而导致溃疡形成。

(一)幽门螺杆菌

幽门螺杆菌为消化性溃疡的重要病因。幽门螺杆菌可造成胃十二指肠黏膜的上皮细胞受损和强烈的炎症反应,损害了局部黏膜的防御-修复机制。

(二)NSAID

NSAID是引起消化性溃疡的另一个常见病因。大量研究资料显示,在长期服用NSAID患者中10％～25％可发现GU或DU,有1％～4％的患者发生出血、穿孔等溃疡并发症。NSAID引起的溃疡以GU较DU多见。溃疡形成及其并发症发生的危险性除与服用NSAID种类、剂量、疗程有关外,也与高龄、同时服用抗凝血药、糖皮质激素等因素有关。NSAID通过削弱黏膜的防御和修复功能而导致消化性溃疡发病。NSAID和幽门螺杆菌是引起消化性溃疡发病的两个独立因素。

(三)胃酸

消化性溃疡的最终形成是由于胃酸/胃蛋白酶对黏膜自身消化所致。因胃蛋白酶活性是 pH 依赖性的,在 pH>4 时便失去活性,因此在探讨消化性溃疡发病机制时主要考虑胃酸是溃疡形成的直接原因。胃酸的这一损害作用一般只有在正常黏膜防御和修复功能遭受破坏时才能发生。

(四)其他

1.吸烟

吸烟者消化性溃疡发生率比不吸烟者高,吸烟能影响溃疡愈合和促进溃疡复发。

2.遗传

消化性溃疡的家族史可能是幽门螺杆菌感染的"家庭聚集"现象;O 型血胃上皮细胞表面表达更多黏附受体而有利于幽门螺杆菌定植。遗传因素的作用尚有待进一步研究。

3.急性应激可引起应激性溃疡

长期精神紧张、过劳,易使溃疡发作或加重,情绪应激可能主要起诱因作用。

4.胃十二指肠运动异常

研究发现部分 DU 患者胃排空增快,可使十二指肠球部酸负荷增大;部分 GU 患者有胃排空延迟,可增加十二指肠液反流入胃,加重胃黏膜屏障损害。胃肠运动障碍是原发病因的可能性小,但可加重幽门螺杆菌或 NSAID 对黏膜的损害。

概言之,消化性溃疡是一种多因素疾病,其中幽门螺杆菌感染和服用 NSAID 是已知的主要病因,溃疡发生是黏膜侵袭因素和防御因素失衡的结果,胃酸在溃疡形成中起关键作用。

二、临床表现

(一)症状

典型的消化性溃疡有如下临床特点:①慢性过程,病史可达数年至数十年。②周期性发作,发作与自发缓解相交替,发作期可为数周或数月,缓解期亦长短不一,短者数周、长者数年;发作常有季节性,多在秋冬或冬春之交发病,可因精神情绪不良或过劳而诱发。③发作时上腹痛呈节律性,表现为空腹痛即餐后2~4 小时或(及)午夜痛,腹痛多在进食或服用抗酸药后所缓解,典型节律性表现在 DU 多见。腹痛性质多为灼痛,亦可为钝痛、胀痛、剧痛或饥饿样不适感。腹痛多位于中上腹,可偏右或偏左。部分患者无上述典型表现的疼痛,而仅表现为无规律性的上腹隐痛或不适。但部分患者可无症状或症状较轻以至不为患者所注意。④可有反酸、嗳气、上腹胀等症状。表 5-1 为 GU 和 DU 上腹疼痛特点的比较。

表 5-1 GU 和 DU 上腹疼痛特点的比较

		GU	DU
相同点	慢性	病程可长达 6～7 年,有的长达 20 年或更长	
	周期性	发作-缓解周期性交替,以春、秋季发作多见	
	疼痛性质	多呈钝痛、灼痛、胀痛或饥饿样不适,一般为轻至中度持续性痛,可耐受	
不同点	疼痛部位	中上腹或在剑突下和剑突下偏左	中上腹或在中上偏腹右处
	疼痛时间	常在餐后 1 小时内发生,经 1 小时后逐渐缓解,至下次餐前自行消失	常发生在两餐之间,持续至下餐进食后缓解,故又称空腹痛、饥饿痛;部分患者于午夜出现疼痛,称夜间痛
	疼痛规律	进食-疼痛-缓解	疼痛-进食-缓解

(二)体征

溃疡活动时上腹部可有局限性轻压痛,缓解期无明显体征。

(三)临床特殊类型

1.复合溃疡

复合溃疡指胃和十二指肠同时发生的溃疡。DU 往往先于 GU 出现。幽门梗阻发生率较高。

2.幽门管溃疡

幽门管位于胃远端,与十二指肠交界,长约 2 cm。幽门管溃疡与 DU 相似,胃酸分泌一般较高。幽门管溃疡上腹痛的节律性不明显,对药物治疗反应较差,呕吐较多见,较易发生幽门梗阻、出血和穿孔等并发症。

3.球后溃疡

DU 大多发生在十二指肠球部,发生在球部远段十二指肠的溃疡称球后溃疡。球后溃疡多发生在十二指肠乳头的近端。具有 DU 的临床特点,但午夜痛及背部放射痛多见,对药物治疗反应较差,较易并发出血。

4.巨大溃疡

巨大溃疡指直径>2 cm 的溃疡,对药物治疗反应较差、愈合时间较慢,易发生慢性穿透或穿孔。

5.老年人消化性溃疡

近年老年人发生消化性溃疡的报道增多。临床表现多不典型,GU 多位于胃体上部甚至胃底部,溃疡常较大,易误诊为胃癌。

6.无症状性溃疡

约15%的消化性溃疡患者可无症状,而以出血、穿孔等并发症为首发症状。可见于任何年龄,以老年人较多见;NSAID引起的溃疡近半数无症状。

三、并发症

(一)上消化道出血

50%以上的消化道出血是由于消化性溃疡所致。出血是消化性溃疡最常见的并发症。DU比GU容易发生。常因服用NSAID而诱发,部分患者(10%~25%)消化道出血为首发症状。

(二)穿孔

穿孔是消化性溃疡最严重的并发症,见于2%~10%的病例。消化性溃疡穿孔的后果有3种,如下。

(1)溃疡穿透浆膜层达腹腔致弥漫性腹膜炎,引起突发的剧烈腹痛,称游离穿孔。

(2)溃疡穿透并与邻近实质性器官相连,往往表现为腹痛规律发生改变,变得顽固而持久,称为穿透性溃疡。

(3)溃疡穿孔入空腔器官形成瘘管。

(三)幽门梗阻

幽门梗阻见于2%~4%的病例,大多由DU或幽门管溃疡引起。急性梗阻多因炎症水肿和幽门部痉挛所致,梗阻为暂时性,随炎症好转而缓解;慢性梗阻主要由于溃疡愈合后瘢痕收缩而呈持久性。幽门梗阻使胃排空延迟,患者可感上腹饱胀不适,疼痛于餐后加重,且有反复大量呕吐,呕吐物多为宿食,有酸腐味,大量呕吐后疼痛可暂时缓解。严重频繁呕吐可致失水和低氯低钾性碱中毒,常继发营养不良。上腹饱胀和逆蠕动的胃型,以及空腹时检查胃内有振水音、抽出胃液量>200 mL,是幽门梗阻的特征性表现。

(四)癌变

少数GU可发生癌变,癌变率在1%以下,DU则极少见。对于长期GU病史,年龄在45岁以上,经严格内科治疗4~6周症状无好转,大便隐血试验持续阳性者,应怀疑是否发生癌变,需进一步检查和定期随访。

四、护理

(一)护理目标

患者能够了解并避免发病诱因,能够描述正确的溃疡防治知识,主动参与、积极配合防治;未出现上消化道出血、穿孔、幽门梗阻、溃疡癌变等并发症或出现能被及时发现和处理;焦虑程度减轻或消失。

(二)护理措施

1.一般护理

(1)休息和活动:症状较重或有并发症时,应卧床休息。溃疡缓解期应适当活动,工作宜劳逸结合,以不感到劳累和诱发疼痛为原则。

(2)饮食护理。①饮食原则:定时定量,以维持正常消化活动的节律,避免餐间零食和睡前进食,使胃酸分泌有规律;少食多餐,少食可避免胃窦部过度扩张引起促胃液素分泌增加,以减少胃酸对病灶的刺激,多餐可使胃中经常保持适量的食物以中和胃酸,利于溃疡面的愈合;细嚼慢咽,以减少对消化道过强的机械刺激,同时咀嚼还可增加唾液分泌,唾液具有稀释和中和胃酸的作用;食物选择应营养丰富、搭配合理、清淡、易于消化、刺激性小,各种食物应切细、煮软。可选择牛奶、鸡蛋、鱼及面食、稍加碱的软米饭或米粥等偏碱性食物,脂肪摄取也应适量。避免生、冷、硬、粗纤维的蔬菜、水果,忌用生姜、生蒜、生萝卜、油炸食物,以及浓咖啡、浓茶和辣椒、酸醋;进餐时避免情绪不安,精神紧张。②营养状况监测:经常评估患者的饮食和营养状况。

2.病情观察

(1)病情监测:注意观察及详细了解患者疼痛的规律和特点,指导患者准备抑酸性食物(苏打饼干等)在疼痛前进食,或服用抑酸剂以防疼痛;也可采用局部热敷或针灸等进行止痛等。监测生命体征及腹部体征的变化,以及时发现并纠正并发症。

(2)帮助患者认识和祛除病因及诱因:①对于服用 NSAID 者,应停药。②对于嗜烟酒者,应督促戒烟、戒酒。

3.并发症的护理

当发生急性穿孔和瘢痕性幽门梗阻时,应立即遵医嘱做好术前准备。亚急性穿孔和慢性穿孔时,注意观察疼痛的性质。急性幽门梗阻时,做好呕吐物的观察与处理,指导患者禁食水,行胃肠减压,保持口腔清洁,遵医嘱静脉补充液体,并做好解痉药和抗生素的用药护理。

4.用药护理

遵医嘱对患者进行药物治疗,并注意观察药效及不良反应。

(1)碱性抗酸药:如氢氧化铝凝胶等,应在饭后 1 小时和睡前服用。服用片剂时应嚼服,乳剂给药前应充分摇匀。抗酸药应避免与奶制品同时服用,因两者相互作用可形成络合物。酸性的食物及饮料不宜与抗酸药同服。氢氧化铝凝胶能阻碍磷的吸收,引起磷缺乏症,患者表现为食欲缺乏、软弱无力等症状,甚至可导致骨质疏松。长期大量服用还可引起严重便秘、代谢性碱中毒与钠潴留,甚至造成肾损害。如服用镁制剂则易引起腹泻。

(2)H_2 受体拮抗剂:应在餐中或餐后即刻服用,也可一次性把一天剂量在睡前服用。如需同时服用抗酸药,则两药应间隔 1 小时以上服用。如用于静脉给药时应注意控制速度,速度过快可引起低血压和心律失常。西咪替丁对雄激素受体有亲和力,可产生男性乳腺发育、阳痿及性功能紊乱,肾脏是其排泄的主要部位,应用期间应注意患者肾功能。此外,少数患者还可出现一过性肝功能损害和粒细胞缺乏,亦可出现头痛、头晕、疲倦、腹泻及皮疹等反应,如出现上述反应应及时协助医师进行处理。药物可从母乳排出,哺乳期应停止用药。

(3)其他药物:奥美拉唑可引起头晕,特别是用药初期,应嘱患者用药期间避免开车或做其他必须注意力高度集中的事。硫糖铝片宜在每次进餐前 1 小时服用,可有便秘、口干、皮疹、眩晕、嗜睡等不良反应,因其含糖量较高,糖尿病患者应慎用,不能与多酶片同服,以免降低两者的效价。

5.心理护理

护理人员应及时了解并减轻患者的各种焦虑,应关心患者,鼓励其说出心中的顾虑与疑问,耐心倾听并给予解答。正确评估患者及家属对疾病的认识程度和心理状态。积极进行健康宣教,减轻不良心理反应。

6.健康指导

(1)向患者及家属讲解有关溃疡病的知识,如病因、诱因、饮食原则。

(2)指导患者保持乐观的情绪、规律的生活,避免过度紧张与劳累。

(3)指导患者戒烟戒酒,慎用或勿用致溃疡药物,如阿司匹林、咖啡因、泼尼松等。

(4)指导患者按医嘱正确服药,学会观察药效及不良反应,不随便停药,以减少复发。

(5)让患者了解并发症的症状、体征,能在病情加重时及时就医。

(6)年龄偏大的 GU 患者应嘱其定期到门诊复查,防止癌变。

（三）护理评价

患者能说出引起疼痛的原因、诱因，戒烟戒酒，饮食规律，能选择适宜的食物，未因饮食不当诱发疼痛；能正确服药，上腹部疼痛减轻并渐消失，无恶心、呕吐、呕血、黑便；情绪稳定，无焦虑或恐惧，生活态度积极乐观。

第四节　炎症性肠病

炎症性肠病是一种病因不明的肠道慢性非特异性炎症性疾病，包括溃疡性结肠炎和克罗恩病。一般认为，溃疡性结肠炎和克罗恩病是同一疾病的不同亚类，组织损伤的基本病理过程相似，但可能由于致病因素不同，发病的具体环节不同，最终导致组织损害的表现不同。

一、溃疡性结肠炎

溃疡性结肠炎是一种病因不明的直肠和结肠慢性非特异性炎症性疾病。病变主要位于大肠的黏膜与黏膜下层。主要症状有腹泻、黏液脓血便和腹痛，病程漫长，病情轻重不一，常反复发作。本病多见于 20～40 岁，男女发病率无明显差别。

（一）病理

病变主要位于直肠和乙状结肠，可延伸到降结肠，甚至整个结肠。病变一般仅限于黏膜和黏膜下层，少数重症者可累及肌层。活动期黏膜呈弥漫性炎症反应，可见水肿、充血与灶性出血，黏膜脆弱，触之易出血。由于黏膜与黏膜下层有炎性细胞浸润，大量中性粒细胞在肠腺隐窝底部聚集，形成小的隐窝脓肿。当隐窝脓肿融合破溃，黏膜即出现广泛的浅小溃疡，并可逐渐融合成不规则的大片溃疡。结肠炎症在反复发作的慢性过程中，大量新生肉芽组织增生，常出现炎性息肉。黏膜因不断破坏和修复，丧失其正常结构，并且由于溃疡愈合形成瘢痕，黏膜肌层与肌层增厚，使结肠变形缩短，结肠袋消失，甚至出现肠腔狭窄。少数患者有结肠癌变，以恶性程度较高的未分化型多见。

（二）临床分型

临床上根据本病的病程、程度、范围和病期进行综合分型。

1.根据病程经过分型

(1)初发型:无既往史的首次发作。

(2)慢性复发型:最多见,发作期与缓解期交替。

(3)慢性持续型:病变范围广,症状持续半年以上。

(4)急性暴发型:少见,病情严重,全身毒血症状明显,易发生大出血和其他并发症。

上述后3型可相互转化。

2.根据病情程度分型

(1)轻型:多见,腹泻每天4次以下,便血轻或无,无发热、脉速,贫血轻或无,血沉正常。

(2)重型:腹泻频繁并有明显黏液脓血便,有发热、脉速等全身症状,血沉加快、血红蛋白下降。

(3)中型:介于轻型和重型之间。

3.根据病变范围分型

根据病变范围可分为直肠炎、直肠乙状结肠炎、左半结肠炎、全结肠炎及区域性结肠炎。

4.根据病期分型

根据病期可分为活动期和缓解期。

(三)临床表现

起病多数缓慢,少数急性起病,偶见急性暴发起病。病程长,呈慢性经过,常有发作期与缓解期交替,少数症状持续并逐渐加重。

1.症状

(1)消化系统表现:主要表现为腹泻与腹痛。①腹泻为最主要的症状,黏液脓血便是本病活动期的重要表现。腹泻主要与炎症导致大肠黏膜对水钠吸收障碍及结肠运动功能失常有关。粪便中的黏液或黏液脓血,为炎症渗出和黏膜糜烂及溃疡所致。排便次数和便血程度可反映病情程度,轻者每天排便2~4次,粪便呈糊状,可混有黏液、脓血,便血轻或无,重者腹泻每天可达10次以上,大量脓血,甚至呈血水样粪便。病变限于直肠和乙状结肠的患者,偶有腹泻与便秘交替的现象,此与病变直肠排空功能障碍有关。②腹痛:轻者或缓解期患者多无腹痛或仅有腹部不适,活动期有轻或中度腹痛,为左下腹的阵痛,亦可涉及全腹。有疼痛-便意-便后缓解的规律,大多伴有里急后重,为直肠炎症刺激所致。若并发中毒性巨结肠或腹膜炎,则腹痛持续且剧烈。③其他症状:可有腹胀、食欲缺乏、恶心、呕吐等。

（2）全身表现：中、重型患者活动期有低热或中等度发热，高热多提示有并发症或呈急性暴发型。重症患者可出现衰弱、消瘦、贫血、低清蛋白血症、水和电解质平衡紊乱等表现。

（3）肠外表现：本病可伴有一系列肠外表现，包括口腔黏膜溃疡、结节性红斑、外周关节炎、坏疽性脓皮病、虹膜睫状体炎等。

2.体征

患者呈慢性病容，精神状态差，重者呈消瘦贫血貌。轻者仅有左下腹轻压痛，有时可触及痉挛的降结肠和乙状结肠。重症者常有明显腹部压痛和鼓肠。若有反跳痛、腹肌紧张、肠鸣音减弱等应注意中毒性巨结肠和肠穿孔等并发症。

（四）护理

1.护理目标

患者大便次数减少，粪质正常；腹痛缓解，营养改善，体重恢复，未发生并发症，焦虑减轻。

2.护理措施

（1）一般护理。①休息与活动：在急性发作期或病情严重时均应卧床休息，缓解期适当休息，注意劳逸结合。②合理饮食：指导患者食用质软、易消化、少纤维素又富含营养、有足够热量的食物，以利于患者吸收、减轻对肠黏膜的刺激并供给足够的热量，以维持机体代谢的需要。避免食用冷饮、水果、多纤维的蔬菜及其他刺激性食物，忌食牛乳和乳制品。急性发作期患者，应进流质或半流质饮食，病情严重者应禁食，按医嘱给予静脉高营养，以改善全身状况。应注意给患者提供良好的进餐环境，避免不良刺激，以增进患者食欲。

（2）病情观察：观察患者腹泻的次数、性质，腹泻伴随症状，如发热、腹痛等，监测粪便检查结果。严密观察腹痛的性质、部位及生命体征的变化，以了解病情的进展情况，如腹痛性质突然改变，应注意是否发生大出血、肠梗阻、中毒性巨结肠、肠穿孔等并发症。观察患者进食情况，定期测量患者的体重，监测血红蛋白、血清电解质和清蛋白的变化，了解营养状况的变化。

（3）用药护理：遵医嘱给予柳氮磺吡啶、糖皮质激素、免疫抑制剂等治疗，以控制病情，使腹痛缓解。注意药物的疗效及不良反应，如应用柳氮磺吡啶时，患者可出现恶心、呕吐、皮疹、粒细胞减少及再生障碍性贫血等。应嘱患者餐后服药，服药期间定期复查血象，应用糖皮质激素者，要注意激素不良反应，不可随意停药，防止发生反跳现象，应用硫唑嘌呤或巯嘌呤时患者可出现骨髓抑制的表现,应注意监测白细胞计数。

(4)心理护理:安慰鼓励患者,向患者解释病情,使患者以平和的心态应对疾病,自觉地配合治疗。

(5)健康指导。①心理指导:由于病情反复发作,迁延不愈,常给患者带来痛苦,尤其是排便次数的增加,给患者的精神和日常生活带来很多困扰,易使患者产生自卑、忧虑,甚至恐惧心理。应鼓励患者以平和的心态应对疾病,积极配合治疗。②指导患者合理饮食及活动:指导患者食用质软、易消化、少纤维素又富含营养、有足够热量的食物,避免食用冷饮、水果、多纤维的蔬菜及其他刺激性食物,忌食牛乳和乳制品。在急性发作期或病情严重时均应卧床休息,缓解期适当休息,注意劳逸结合。③用药指导:嘱患者坚持治疗,不要随意更换药物或停药。教会患者识别药物的不良反应,出现异常症状要及时就诊,以免耽搁病情。

3.护理评价

患者腹泻、腹痛缓解,营养改善,体重恢复。

二、克罗恩病

克罗恩病是一种病因尚不十分清楚的胃肠道慢性炎性肉芽肿性疾病。病变多见于末段回肠和邻近结肠,但从口腔至肛门的各段消化道均可受累,呈节段性或跳跃式分布。临床上以腹痛、腹泻、体重下降、腹块、瘘管形成和肠梗阻为特点,可伴有发热等全身表现,以及关节、皮肤、眼、口腔黏膜等肠外损害。本病有终生复发倾向,重症患者迁延不愈,预后不良。

(一)病理

病变表现为同时累及回肠末段与邻近右侧结肠者、只涉及小肠者、局限在结肠者、病变可涉及口腔、食管、胃、十二指肠,但少见。

大体形态上,克罗恩病的特点为:①病变呈节段性或跳跃性,而不呈连续性。②黏膜溃疡早期呈鹅口疮样溃疡,随后溃疡增大、融合,形成纵行溃疡和裂隙溃疡,将黏膜分割呈鹅卵石样外观。③病变累及肠壁全层,肠壁增厚变硬,肠腔狭窄。

组织学上,克罗恩病的特点为:①非干酪性肉芽肿,由类上皮细胞和多核巨细胞构成,可发生在肠壁各层和局部淋巴结。②裂隙溃疡,呈缝隙状,可深达黏膜下层甚至肌层。③肠壁各层炎症,伴固有膜底部和黏膜下层淋巴细胞聚集、黏膜下层增宽、淋巴管扩张及神经节炎等。肠壁全层病变致肠腔狭窄,可发生肠梗阻。溃疡穿孔引起局部脓肿,或穿透至其他肠段、器官、腹壁,形成内瘘或外瘘。

肠壁浆膜纤维素渗出、慢性穿孔均可引起肠粘连。

(二)临床分型

区别本病不同临床情况,有助于全面估计病情和预后,制订治疗方案。

1.临床类型

依疾病行为分型,可分为狭窄型(以肠腔狭窄所致的临床表现为主)、穿通型(有瘘管形成)和非狭窄非穿通型(炎症型)。各型可有交叉或互相转化。

2.病变部位

参考影像和内镜结果确定,可分为小肠型、结肠型、回结肠型。如消化道其他部分受累亦应注明。

3.严重程度

根据主要临床表现的程度及并发症计算克罗恩病活动指数,用于疾病活动期与缓解期区分、病情严重程度估计(轻、中、重度)和疗效评定。

(三)临床表现

起病大多隐匿、缓渐,从发病早期症状出现至确诊往往需数月至数年。病程呈慢性,长短不等的活动期与缓解期交替,有终生复发倾向。少数急性起病,可表现为急腹症,酷似急性阑尾炎或急性肠梗阻。腹痛、腹泻和体重下降三大症状是本病的主要临床表现。但本病的临床表现复杂多变,这与临床类型、病变部位、病期及并发症有关。

1.消化系统表现

(1)腹痛:为最常见症状,多位于右下腹或脐周,间歇性发作,常为痉挛性阵痛伴肠鸣;常于进餐后加重,排便或肛门排气后缓解。腹痛的发生可能与进餐引起胃肠反射或肠内容物通过炎症、狭窄肠段,引起局部肠痉挛有关。体检常有腹部压痛,部位多在右下腹。腹痛亦可由部分或完全性肠梗阻引起,此时伴有肠梗阻症状。出现持续性腹痛和明显压痛,提示炎症波及腹膜或腹腔内脓肿形成。全腹剧痛和腹肌紧张,提示病变肠段急性穿孔。

(2)腹泻:亦为本病常见症状,主要由病变肠段炎症渗出、蠕动增加及继发性吸收不良引起。腹泻先是间歇发作,病程后期可转为持续性。粪便多为糊状,一般无脓血和黏液。病变涉及下段结肠或肛门直肠者,可有黏液血便及里急后重。

(3)腹部包块:见于10%～20%的患者,由于肠粘连、肠壁增厚、肠系膜淋巴结肿大、内瘘或局部脓肿形成所致,多位于右下腹与脐周。固定的腹块提示有粘连,多已有内瘘形成。

(4)瘘管形成:是克罗恩病的特征性临床表现,因透壁性炎性病变穿透肠壁全层至肠外组织或器官而形成。瘘分内瘘和外瘘,前者可通向其他肠段、肠系膜、膀胱、输尿管、阴道、腹膜后等处,后者通向腹壁或肛周皮肤。肠段之间内瘘形成可导致腹泻加重及营养不良。肠瘘通向的组织与器官因粪便污染可导致继发性感染。外瘘或通向膀胱、阴道的内瘘均可见粪便与气体排出。

(5)肛门周围病变:包括肛门周围瘘管、脓肿形成及肛裂等病变,见于部分患者,有结肠受累者较多见。有时这些病变可为本病的首发或突出的临床表现。

2.全身表现

(1)发热:为常见的全身表现之一,与肠道炎症活动及继发感染有关。间歇性低热或中度热常见,少数呈弛张高热伴毒血症。少数患者以发热为主要症状,在较长时间不明原因发热之后才出现消化道症状。

(2)营养障碍:由慢性腹泻、食欲减退及慢性消耗等因素所致。主要表现为体重下降,可有贫血、低蛋白血症和维生素缺乏等表现。青春期前患者常有生长发育迟滞。

3.肠外表现

本病肠外表现与溃疡性结肠炎的肠外表现相似,但发生率较高,据我国统计报道以口腔黏膜溃疡、皮肤结节性红斑、关节炎及眼病为常见。

(四)护理

1.护理目标

患者腹泻、腹痛缓解,营养改善,体重恢复,无并发症。

2.护理措施

(1)一般护理。①休息与活动:在急性发作期或病情严重时均应卧床休息,缓解期适当休息,注意劳逸结合。必须戒烟。②合理饮食:一般给予高营养低渣饮食,适当给予叶酸、维生素 B_{12} 等多种维生素。重症患者酌情应用要素饮食或全胃肠外营养,除营养支持外还有助于诱导缓解。

(2)病情观察:观察患者腹泻的次数、性质,腹泻伴随症状,如发热、腹痛等,监测粪便检查结果。严密观察腹痛的性质、部位及生命体征的变化,测量患者的体重,监测血红蛋白、血清电解质和清蛋白的变化,了解营养状况的变化。

(3)用药护理:遵医嘱腹痛、腹泻可使用抗胆碱能药物或止泻药,合并感染者静脉途径给予广谱抗生素。给予柳氮磺吡啶、糖皮质激素、免疫抑制剂等治疗,以控制病情,使腹痛缓解。注意避免药物的不良反应,如应嘱患者餐后服药,服药期间定期复查血象,不可随意停药,防止发生反跳现象等。

（4）心理护理：向患者解释病情，使患者树立战胜疾病信心，自觉地配合治疗。

（5）健康指导。①疾病知识指导：指导患者合理休息与活动，戒烟，食用质软、易消化、少纤维素又富含营养、有足够热量的食物，避免食用冷饮、水果、多纤维的蔬菜及其他刺激性食物，忌食牛乳和乳制品。②安慰鼓励患者：使患者树立信心，积极地配合治疗。③用药指导：嘱患者坚持服药并了解药物的不良反应，病情有异常变化要及时就诊。

3.护理评价

患者腹泻、腹痛缓解，无发热、营养不良，体重增加。

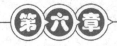

普外科疾病护理

第一节 乳 腺 癌

一、疾病概述

(一)概念

乳腺癌是女性最常见的恶性肿瘤之一,占我国女性恶性肿瘤发病率的第一位。我国虽然是乳腺癌低发地区,但近年来年发病率以3‰的趋势上升,且发病逐渐年轻化,严重危害我国女性的身心健康。由于早期诊断和医疗方式的改进,乳腺癌的病死率有所下降。

(二)相关病理生理

1.病理分型

(1)非浸润性癌:又称原位癌,指癌细胞局限在导管壁基膜内的肿瘤,包括导管内癌、小叶原位癌及不伴发浸润性癌的乳头湿疹样乳腺癌。

(2)早期浸润性癌:指癌组织突破导管壁基膜,开始向间质浸润的阶段,包括早期浸润性导管癌、早期浸润性小叶癌。此型仍属早期,预后较好。

(3)浸润性特殊癌:指癌组织向间质内广泛浸润,包括乳头状癌、髓样癌(伴有大量淋巴细胞浸润)、小管癌(高分化癌)、腺样囊性癌、黏液腺癌、鳞状细胞癌等。此型一般分化高,预后尚好。

(4)浸润性非特殊癌:包括浸润性小叶癌、浸润性导管癌、硬癌、髓样癌(无大量淋巴细胞浸润者)、单纯癌、腺癌等。此型一般分化程度低,预后较上述类型差,是乳腺癌最常见的类型。

(5)其他罕见癌:如炎性乳腺癌和乳头湿疹样癌。

2.转移途径

(1)直接浸润:癌细胞直接浸润皮肤、胸筋膜、胸肌等周围组织,沿导管或筋膜间隙蔓延,继而侵及乳房悬韧带和皮肤。

(2)淋巴转移。主要途径:①沿胸大肌外侧缘淋巴管侵入同侧腋窝淋巴结,进一步则侵入锁骨下淋巴结、锁骨上淋巴结,进入血液循环向远处转移;②向内则侵入胸骨旁淋巴结,继而达到锁骨上淋巴结,进入血液循环。癌细胞淋巴转移以第1种途径为主,但也可通过逆行途径转移到对侧腋窝或腹股沟淋巴结。

(3)血运转移:乳腺癌是一种全身性疾病,早期乳腺癌也可发生血运转移,远处转移最常见部位依次为肺、骨、肝。

(三)病因与诱因

乳腺癌的病因至今尚不明确,但研究发现其发病与许多因素有关,主要危险因素包括以下几点。

1.年龄

乳腺癌是激素依赖型肿瘤,主要与体内雌酮和雌二醇的水平直接相关,随着年龄的增加乳腺癌的发病率逐渐上升。

2.月经史及婚育史

月经初潮早于12岁,月经周期短,绝经晚于50岁,未婚、未哺乳及初产年龄在35岁以上的患者发病率高。

3.遗传因素

一级亲属中有乳腺癌患病史者,其发病危险性是普通人群的2～3倍。若一级亲属在绝经前患双侧乳腺癌,其相对危险度便高达9倍。

4.地区因素

欧美国家多、亚洲国家少。北美、北欧地区乳腺癌的发病率是亚、非、拉美地区的4倍,而低发地区居民移居至高发地区后,第二、三代移民的乳腺癌发病率逐渐上升,提示地区环境因素及早期生活经历与乳腺癌的发病有一定的关系。

5.不良的饮食习惯

不良的饮食习惯:①营养过剩、肥胖、长期高能量高脂饮食可加强和延长雌激素对乳腺上皮细胞的刺激,从而增加发病机会;②服用含有激素的美容保健品,也可增加患病危险度;③每天饮酒3次以上的妇女患乳腺癌的危险度会增加50%～70%。

6.乳腺疾病史

某些乳腺良性疾病,如乳腺炎、乳腺导管扩张、乳腺囊肿及乳腺纤维腺瘤等与乳腺癌的发病有一定的关系。

7.药物因素

停经后长时间(≥5 年)采用激素替代疗法的女性患乳腺癌危险度增高。

8.社会-心理因素

社会-心理应激(如夫妻关系不和、离异、丧偶、重大事故)造成的长期精神压力大、精神创伤、长期抑郁均会增加患病风险。

9.其他因素

未成年时经过胸部放疗的人群在成年后乳腺癌发病风险增加,暴露于放射线的患者年龄越小则危险性越大;从事美容业、药物制造等职业的妇女患乳腺癌的危险性增加。

(四)临床表现

1.肿块

绝大多数就诊的患者表现为无意中发现的无痛、单发的小肿块,多位于乳房外上象限,质硬、不光滑,与周围组织边界不易分清,不易推动。当肿瘤侵入胸膜和胸肌时,固定于胸壁不易推动。

2.皮肤改变

乳腺癌可引起乳房皮肤的多种改变,常见的有"酒窝征""橘皮征""卫星结节""铠甲胸"。当肿瘤侵入乳房悬韧带后可使韧带收缩而失去弹性,导致皮肤凹陷,形成"酒窝征";癌细胞阻塞淋巴管可引起局部淋巴回流障碍,出现真皮水肿,形成"橘皮征";晚期癌细胞浸润皮肤,皮肤表面出现多个坚硬小结,形成"卫星结节";乳腺癌晚期,癌细胞侵入背部、对侧胸壁,可限制呼吸,形成"铠甲胸";晚期肿瘤侵犯皮肤时,可出现菜花样有恶臭味的皮肤溃疡;快速生长的肿瘤压迫乳房表皮使皮肤变薄,可产生乳房浅表静脉曲张。

3.乳头改变

肿瘤侵入乳管使之收缩将乳头牵向患侧,使乳头出现扁平、回缩、内陷。乳腺癌患者乳头的溢液可呈血性、浆液性或水样,以血性溢液多见,但并非出现乳头血性溢液就一定是乳腺癌。

4.区域淋巴结肿大

乳腺癌淋巴结转移最初多见于腋窝。患侧肿大淋巴结肿大最初为散在、少数、质硬、无痛、可活动的肿块,逐渐数量增多、粘连成团,甚至与皮肤粘连而固定,不易推动。大量癌细胞堵塞腋窝淋巴管可导致上肢淋巴水肿;胸骨旁淋巴结肿大、位置深,手术时才易被发现。晚期锁骨上淋巴结增大、变硬。少数出现对侧腋窝淋巴结转移。有少数乳腺癌患者仅表现为腋窝淋巴结肿大而摸不到乳腺肿块,称为隐匿性乳腺癌。

5.乳房疼痛

约1/3的乳腺癌患者伴有乳房疼痛,除肿瘤直接侵犯神经外,其他原因不明,而且疼痛的强度与分期及病理类型等无明显相关性。

6.全身改变

血运转移至肺、骨、肝时,可出现相应症状。如肺转移可出现胸痛、气急,骨转移可出现局部疼痛,肝转移可出现肝大、黄疸。

7.特殊乳腺癌表现

(1)炎性乳腺癌:少见,多发生于妊娠或哺乳期的年轻女性,发展迅速、转移快、预后极差。表现为乳房增大,局部皮肤红、肿、热、痛,似急性炎症,开始时比较局限,迅速扩展到乳房大部分皮肤,皮肤发红、水肿、增厚、粗糙、表面温度升高。触诊时整个乳房肿大、发硬,无明显局限性肿块。

(2)乳头湿疹样乳腺癌:少见、恶性程度低、发展慢。发生在乳头区大乳管内,随病情进展发展到乳头。表现为乳头刺痒、灼痛,湿疹样改变,慢慢出现乳头、乳晕脱屑、糜烂、瘙痒,进而形成溃疡,有时覆盖黄褐色鳞屑样痂皮,病变继续发展则乳头内陷、破损。淋巴转移晚,但常被误诊为湿疹而延误治疗。

(五)辅助检查

(1)钼靶X线检查:早期诊断乳腺癌的影像学诊断方法,适用于35岁以上女性,每年1次。

(2)B超检查:主要用于鉴别肿块的性质是囊性或实性。

(3)磁共振成像检查:敏感性高,但是费用昂贵及特异性较低。浸润癌表现为形状不规则的星芒状、蟹足样阴影,与周围组织间分界不清,边缘有毛刺。

(4)全身放射性核素扫描检查:适用于骨转移可能性较大的乳腺癌患者。

(5)三大常规(血常规、尿常规、血生化)、肝肾功能、凝血功能、心电图等检查是判断患者能否耐受术后及后续治疗的重要参考指标。

(6)乳腺肿瘤标志物的检测:有利于综合评价病情变化。

(7)乳腺病灶活组织检查术:确诊的重要依据,在完成超声、钼靶和磁共振检查后进行。最常见的方法是B超定位下空芯穿刺,具有简便、快捷、准确的优点。穿刺前行普鲁卡因皮试,皮试阴性者才能接受穿刺术。

(六)治疗原则

治疗原则以手术为主,辅以化学药物、放射、内分泌、生物治疗等综合治疗。

1.手术治疗

手术治疗是最根本的治疗方法。适应证为 0、Ⅰ、Ⅱ期及部分Ⅲ期患者。已有远处转移、全身情况差、主要脏器有严重疾病不能耐受手术者属于手术禁忌。早年以局部切除及全乳房切除术治疗乳腺癌，但是治疗结果并不理想，随着手术方式不断演化，Fisher 首次提出乳腺癌是 1 个全身性疾病，手术范围的扩大并不能降低死亡率，主张缩小手术范围，并加强术后综合辅助治疗。目前我国国内以改良根治术为主，国外推广保乳术，取得了良好效果。

(1)乳腺癌根治术：手术范围包括整个乳房、胸大肌、胸小肌、腋窝及锁骨下淋巴结。该术式可清除腋下组(胸小肌外侧)、腋中组(胸小肌深面)及腋上组(胸小肌内侧)3 组淋巴结，手术创伤较大，现在已很少应用。

(2)乳腺癌扩大根治术：即在清除腋下、腋中、腋上 3 组淋巴结的基础上，同时切除胸廓内动、静脉及其周围的淋巴结(即胸骨旁淋巴结)。

(3)乳腺癌改良根治术：有两种术式。一种是保留胸大肌，切除胸小肌；一种是保留胸大肌、胸小肌。前者淋巴结清除范围与根治术相仿，后者不能清除腋上组淋巴结。大量临床观察研究发现Ⅰ期、Ⅱ期乳腺癌患者应用根治术与改良根治术的生存率无明显差异，且后者保留了胸肌，更易被患者接受，目前已成为常用术式。

(4)全乳房切除术：切除整个乳腺，包括腋尾部及胸大肌筋膜。该术式适宜于原位癌、微小癌及年迈体弱不易做改良根治术者。

(5)保留乳房的乳腺癌切除术：手术包括完整切除肿块及腋淋巴结清扫。肿块切除时要求肿块周围包裹适量正常乳腺组织，确保切除标本的边缘无肿瘤细胞浸润。术后辅以放疗、化疗。全球范围内的大量临床随机对照试验证明，保乳术联合术后辅助治疗，与传统根治术或改良根治术相比，在总生存率上无统计学差异，现已被欧美国家广泛接受。

(6)前哨淋巴活检术：前哨淋巴是原发肿瘤发生淋巴结转移所必经的第 1 个淋巴结，通过前哨淋巴结活检，可以预测腋淋巴结是否转移的准确性已达95%～98%。目前多采用注射染料和放射性核素作为前哨淋巴结活检的两种示踪剂，若活检为阴性，则可避免不必要的腋淋巴结清扫，进一步减少手术带来的并发症和上肢功能障碍。

(7)乳腺癌术后的乳房重建：又称乳房再造术，指利用自身组织移植或乳房假体来重建因患乳房疾病行乳房切除术后的胸壁畸形和乳房缺损。乳房重建术根据重建的时间可分为一期重建和二期重建。一期重建术是指在实施乳腺癌根治术的同时进行乳房重建;二期重建是指患者乳腺癌切除术后 1～2 年,已完成术后放疗且无复发迹象者进行的乳房重建术。

关于手术方式的选择目前尚有分歧,但没有任何一种术式适用于所有情况的乳腺癌,手术方式选择还应根据病理分型、疾病分期、手术医师的习惯及辅助治疗的条件而定。总之,改良乳腺癌根治术是目前应用较为广泛的术式,有胸骨旁淋巴结转移时行扩大根治术;晚期乳腺癌行乳腺癌姑息性切除。

2.化学药物治疗

(1)辅助化疗:乳腺癌是实体肿瘤中应用化疗最有效的肿瘤之一。化疗是必要的全身性辅助治疗方式,可降低术后复发率,提高生存率,一般在术后早期应用,采用联合化疗方式,治疗期以 6 个月左右为宜。常用方案有 CMF 方案(环磷酰胺、甲氨蝶吟、氟尿嘧啶)和 CEF 方案(环磷酰胺、表柔比星、氟尿嘧啶)。根据病情术后尽早用药,化疗前患者应无明显骨髓抑制,白细胞计数＞$4×10^9$/L,血红蛋白计数＞80 g/L,血小板计数＞$50×10^9$/L。化疗期间定期检查肝功能、肾功能,每次化疗前查白细胞计数,若白细胞计数＜$3×10^9$/L,应延长用药间隔时间。表柔比星的心脏毒性和骨髓抑制作用较多柔比星低,因而其应用更为广泛。尽管如此,仍应定期进行心电图检查。其他效果好的有紫杉醇、多西紫杉醇、长春瑞滨和卡培他滨等。

(2)新辅助化疗:多用于由于肿物过大或已经转移导致不能手术的 Ⅲ 期患者,通过化疗使肿物缩小。化疗方案同辅助化疗方案,疗程根据个人疗效而定。

3.内分泌疗法

乳腺是雌激素靶器官,肿瘤细胞中雌激素受体含量高者,称激素依赖性肿瘤,内分泌治疗有效;雌激素受体含量低者,称激素非依赖型肿瘤,内分泌治疗效果差。因此,针对乳腺癌患者还应测定雌激素受体和孕激素受体,以选择辅助治疗方案及判断预后。

(1)他莫昔芬:又名三苯氧胺,是内分泌治疗常用药物,可降低乳腺癌术后复发及转移,同时可减少对侧乳腺癌的发生率;适用于雌激素受体阳性的绝经妇女。他莫昔芬的用量为每天20 mg,服用 5 年。该药的主要不良反应有潮热、恶心、呕吐、静脉栓塞形成、眼部不良反应、阴道干燥或分泌物增多。他莫昔芬的第二代药物是托瑞米芬。

(2)芳香化酶抑制剂(如来曲唑等):新近发展的药物,能抑制肾上腺分泌的雄激素转变为雌激素过程中的芳香化环节,从而降低雌二醇,达到治疗乳腺癌的目的。适用于绝经后的患者,效果优于他莫昔芬,一般建议单独使用此类药物或他莫昔芬序贯芳香化酶抑制剂辅助治疗。

（3）卵巢去势治疗：包括药物、手术或放射去势，目前临床少用。

4.放疗

放疗可在术前、术后采用，是乳腺癌局部治疗的手段之一。术前杀灭肿瘤周围癌细胞，术后减少扩散及复发，提高5年生存率。一般在术后2~3周，在锁骨上、胸骨旁，以及腋窝等区域进行照射。此外，骨转移灶及局部复发灶照射，可缓解症状。在保乳术后，放疗是重要组成部分；单纯乳房切除术后根据患者具体情况而定；根治术后一般不做常规放疗，但对于高危复发患者，放疗可降低局部复发率。

5.生物治疗

（1）曲妥珠单抗：近年来临床上推广应用的注射液，是通过转基因技术，对CerB-2过度表达的乳腺癌患者有一定效果。对HER2基因扩增或过度表达的乳腺癌患者，曲妥珠单抗联合化疗的疗效明显优于单用化疗。

（2）拉帕替尼：是一种口服的小分子表皮生长因子酪氨酸激酶抑制剂，与曲妥珠单抗无交叉耐药，与其不同的是能够透过血-脑屏障，对乳腺癌脑转移有一定的治疗作用。

（3）贝伐单抗：是一种针对血管内皮生长因子的重组人源化单克隆抗体，联合其他化疗药物是晚期转移性乳腺癌的标准治疗方案之一。

二、护理评估

（一）一般评估

1.生命体征

乳腺癌患者乳房皮肤破溃有发炎感染者可有体温升高，肿瘤深入浸润侵及肺部时可有呼吸加快。术后由于麻醉剂的作用或卧床太久没有活动，评估患者是否有短暂性的血压降低。术后3天内患者可出现手术吸收热，一般不超过38.5℃，高热时可有脉搏、呼吸加快。

2.患者主诉

（1）现病史：是否触及肿块，肿块发生时间、增长速度，随月经周期肿块大小有无变化，有无乳头溢液及乳头溢液的性质、治疗情况；有无疼痛，疼痛的位置、程度、性质、持续时间；有无高血压、糖尿病等其他系统的疾病。

（2）过去史：了解患者的月经及婚育情况包括初潮年龄、初产年龄、绝经年龄、月经周期、怀孕及生育次数，是否哺乳；绝经后是否应用激素替代疗法，是否患子宫及甲状腺功能性疾病。

(3)家族史:家族中是否有恶性肿瘤患者,尤其是乳腺癌的患者。

(4)心理-社会史:了解患者有无遇到社会心理应激(如夫妻关系不和、离异、丧偶、重大事故),是否长期心理压抑。

(5)日常生活习惯:有无高脂、高糖、高热量饮食习惯,有无长期饮酒,有无长期使用激素类美容化妆品或药物。

(6)有无过敏史。

3.相关记录

术后记录每天引流液的量、色、性质。心电监护患者的血压、脉搏、呼吸、血氧饱和度。

(二)身体评估

1.术前一般情况

有无高血压、糖尿病、脑血管等其他系统疾病,近期有无服用阿司匹林等药物,入院后睡眠情况。

2.术前专科情况

(1)检查方法。

视诊。面对镜子,两手叉腰,观察乳房的外形,然后将双臂高举过头,仔细观察:①两侧乳房的大小、形状、高低是否对称,如有差异,需询问是先天发育异常还是近期发生的或渐进性发生的。②乳房皮肤有无红肿、皮疹、皮肤褶皱、橘皮样改变、浅表静脉扩张等异常。③观察乳头是否在同一水平上,是否有抬高、回缩、凹陷,有无异常分泌物自乳头溢出,乳晕颜色是否有改变。

触诊。①触诊乳房:仰卧,先查健侧,再查患侧。检查侧的手臂高举过头,在检查侧肩下垫一小枕头,使乳房变平。然后将对侧手四指并拢,用指端掌面检查乳房各部位是否有肿块或其他变化。依次从乳房外上、外下、内下、内上象限及中央区做全面检查。上至锁骨,下到肋弓边缘,内侧到胸骨旁,外侧到腋中线。然后用同样方法检查对侧乳房,最后用拇指和示指轻轻挤捏乳头,观察有无乳头溢液。注意腋窝有无肿块,对较小或深部的病灶,可再用指尖进行触诊。②触诊腋窝淋巴结:患者取坐位,检查右侧腋下时,以右手托住患者右臂,使胸大肌松弛,用左手自胸壁外侧向腋顶部、胸肌外侧及肩胛下逐步触诊,如触及肿大淋巴结,注意其部位、大小、形状、数量、硬度、表面是否光滑、有无压痛、边界是否清楚以及活动度,与周围组织间及淋巴结间有无粘连。检查左侧腋下时,方法同前。检查锁骨上淋巴结时可站在患者背后,乳腺癌锁骨上淋巴结转移多发生于胸锁乳突肌锁骨头外侧缘处,检查时可沿锁骨上和胸锁乳突肌外缘向左右和上下触诊,如触及肿大淋巴结,记录其特点。

(2)检查的内容。①肿块的大小、部位、形状、数量、质地、表面光滑度、有无压痛、与周围组织是否粘连、边界是否清楚及活动度。②乳房外形有无改变,双侧是否对称,乳头有无抬高、内陷,皮肤有无橘皮样改变、有无破溃,血性分泌物是否恶臭。③是否有乳头溢液,分泌物性质、量、气味等。④是否有腋窝淋巴结肿大,淋巴结肿大早期为散在、质硬、无痛、可以推动结节,后期则互相粘连融合,甚至与皮肤或深部组织粘连。

3.术后身体评估

(1)术后评估:评估患者生命体征、意识状态、精神状态,有无烦躁、面色苍白、皮肤湿冷、呼吸急促、脉快等异常表现。评估患者的早期下床活动能力,有无直立性低血压,四肢活动能力如何。评估患者疼痛的部位、性质、评分、持续时间、伴随症状。评估患者拔除尿管后有无尿潴留。

(2)评估患肢水肿的程度:根据水肿的范围和程度可分为 3 度。①Ⅰ度:上臂体积增加<10%,一般不明显,肉眼不易观察出,多发生在上臂近段内后区域;②Ⅱ度:上臂体积增加为 10%～80%,肿胀明显,但一般不影响上肢活动;③Ⅲ度:上臂体积增加>80%,肿胀明显,累及范围广,可影响整个上肢,并有严重的上肢活动障碍。可对比健侧与患侧上肢是否相同,测量不同点的臂围,手指按压。

(三)心理-社会评估

当患者在入院后被确诊为乳腺癌时,常表现为怀疑、不接受现实、焦虑,甚至恐惧。充分了解患者对疾病的认识情况,是否接受手术;了解患者对疾病预后、拟采取手术方案及手术后康复知识的了解程度;了解患者家属的心理状态、家庭对手术的经济承受能力;术后评估患者对自身形象的接受度,是否有抑郁表现,能否良好适应自身的变化。

(四)辅助检查阳性结果评估

1.乳腺钼靶检查

临床上主要采用乳腺影像报告系统(breast imaging reporting and data system,BI-RADS)分期,世界上权威的钼靶检查报告分期标准如下。

BI-RADS 0 级:需要结合其他检查。

BI-RADS 1 级:阴性。

BI-RADS 2 级:良性。

BI-RADS 3 级:良性可能,需短期随访。

BI-RADS 4 级:可疑恶性,建议活检。

4A:低度可疑。

4B:中度可疑。

4C:高度可疑但不确定。

BI-RADS 5 级:高度恶性。

BI-RADS 6 级:已经病理证实恶性。

2.三大常规

(1)血常规:白细胞和中性粒细胞计数是判断有无感染的基本指标;血红蛋白指数是贫血的诊断依据;血小板计数是判断凝血功能的重要因素。

(2)尿常规:判断有无泌尿系统感染。

(3)生化检查:检查肝肾功能是否正常。

(五)治疗效果的评估

1.非手术治疗评估要点

(1)评估接受新辅助化疗患者的乳房肿块有无缩小或变大。

(2)化疗患者的评估要点:有无肝肾功能不正常;有无出血性膀胱炎;有无贫血或白细胞计数过低;心电图检查有无异常;有无大量呕吐导致电解质紊乱,是否需要补液;有无化疗药变态反应的发生,如胸闷、呼吸急促。

(3)放疗患者的评估要点:患者有无贫血或白细胞计数过低;放疗区域皮肤有无发红、皮疹。

2.手术治疗评估要点

评估患者手术后患肢水肿的程度、切口愈合情况、有无患侧上肢活动障碍、有无自我形象紊乱。

三、主要护理诊断(问题)

(一)焦虑、恐惧

焦虑、恐惧与不适应住院环境,担心预后、手术影响女性形象,以及今后家庭、工作有关。

(二)有组织完整性受损的危险

危险与留置引流管、患侧上肢淋巴引流不畅有关。

(三)知识缺乏

缺乏术前准备、术后注意事项、术后康复锻炼的知识。

(四)睡眠障碍

睡眠障碍与不适应环境改变及担心手术有关。

(五)皮肤完整性受损

皮肤完整性受损与手术有关。

(六)身体活动障碍

身体活动障碍与手术影响患者活动有关。

(七)自我形象紊乱

自我形象紊乱与乳房或邻近组织切除及瘢痕形成有关。

(八)潜在并发症

皮下积液、皮瓣坏死、上肢水肿。

四、主要护理措施

(一)正确对待手术引起的自我形象改变

1.做好患者的心理护理

向患者和家属耐心解释手术的必要性和重要性,鼓励患者表达自己的想法与感受,介绍有相同经历的已重塑自我形象的患者与之交流。告知患者今后行乳房重建的可能,帮助其树立战胜疾病的信心。

2.取得其配偶的理解和支持

对于已婚患者,要同时对其配偶进行心理辅导,鼓励夫妻双方坦诚交流,使配偶理解关心其术后身体状况,接受身体形象的改变。

(二)术前护理

1.心理护理

护理人员应关注患者的心理状态,从入院起即做好宣教工作,减轻环境不适应带来的焦虑,随之做好各项检查及治疗的宣教及解释。认识乳腺癌患者确诊后的心理历程,针对性的给予心理疏导。允许并鼓励患者参与自身基本治疗方式的选择,尽量符合患者的社会地位、经济情况、文化水平、家庭关系及个人隐私方面的需求,使患者达到心理平衡。可让术后恢复患者现身讲解,解除患者顾虑,使患者得到全方位的心理支持,树立战胜疾病的信心,提高应对技巧和生活质量。

2.完善术前准备

(1)做好术前检查的有关宣教,满足患者了解疾病相关知识的需求。

(2)术前做好皮肤准备,剃去腋毛,以便于术中淋巴结清扫。对手术范围大、需要植皮的患者,除常规备皮外,同时做好供皮区(如腹部或同侧大腿)的皮肤准备。

(3)乳房皮肤破溃者,术前每天换药至创面好转。

(4)乳头凹陷者,应提起乳头,以松节油擦干净,再以75％乙醇擦洗。

(5)术前教会患者腹式呼吸、咳痰、变换体位及床上大小便的具体方法,手术晨留置尿管。

(6)从术前8～12小时开始禁食、禁水,以防因麻醉或手术过程中的呕吐而引起窒息或吸入性肺炎。

(7)手术晨全面检查术前准备情况,测量生命体征,若发现患者有体温、血压升高或女性患者月经来潮时,及时通知医师,必要时延期手术。

(8)乳腺肿瘤如继发感染、破溃或出血。应给予抗感染和消炎止血治疗,在局部炎症水肿消退、皮肤状况好转后再手术。

(9)对于哺乳期患者应采用药物断奶回乳,以免术后发生乳瘘。

(三)术后护理

1.体位及饮食的护理

全麻或硬膜外麻醉术后6小时内去枕平卧位,禁食、禁水,头偏一侧,注意防止直立性低血压、呕吐及误吸。术后6小时后,若患者生命体征平稳,可取半卧位或平卧位,保持患肢自然内收;先试饮少量水,无不适后,可进流质饮食,少量多餐,次日可进高热量、高蛋白的普食。

2.病情观察

术后连续6小时,每1小时测体温、脉搏、呼吸、血压,并观察患者精神状态,心电监护患者需记录每小时血氧饱和度。注意观察呼吸,有胸闷、呼吸困难时,注意是否伴发气胸,必要时进行胸部X线检查。其他导致呼吸困难的因素有胸带过紧、体位不正确。观察患者精神状态,有无烦躁、面色苍白、皮肤湿冷、呼吸急促、脉快等异常表现,以及由于出血而导致的休克和窒息。观察敷料是否固定完好及渗血情况。

3.疼痛护理

倾听患者疼痛的感受、部位、发生时间,判断疼痛的强度、阵发性还是持续性,有心血管疾病和心脏疾病的患者注意其伤口疼痛与心绞痛区分。严密观察患者的疼痛情况,判断产生的原因是心理作用、伤口、体位压迫所致,还是其他疾病伴发。指导患者疼痛时避免下床活动,学会分散注意力,给予患者疾病相关的知识宣教,告知避免患肢长时间下垂,肩关节制动。按医嘱指导患者正确用药,观察药物疗效和不良反应。

4.加强伤口护理

(1)注意伤口敷料情况,用胸带加压包扎,使皮瓣与胸壁贴合紧密,注意松紧度以容纳一手指、能维持正常血运、不影响患者呼吸为宜。

(2)观察患侧上肢远端血运循环情况,若手指发麻、皮肤发绀、皮温下降、脉搏摸不清,提示腋窝部血管受压,应及时调整绷带松紧度。

(3)绷带加压包扎一般维持 7～10 天,包扎期间告知患者不能自行松紧绷带,瘙痒时不能将手指伸入敷料下抓挠。若绷带松脱,及时重新加压包扎。观察切口敷料渗血、渗液情况,并记录。

5.做好引流管的护理

(1)做好宣教:引流管贴明标识,告知患者及家属引流管放置的目的是及时引流皮瓣下的渗血、渗液和积气,使皮瓣紧贴创面,促进皮瓣愈合。患者在翻身及下床活动时要防止引流管扭曲、折叠和受压。告知患者不要急于想要拔掉引流管,引流管放置时间一般在 2 周左右,若连续 3 天每天引流量＜10 mL,创面与皮肤紧贴,手指按压伤口周围皮肤无空虚感,即可考虑拔管。

(2)维持有效负压:注意负压引流管连接固定,负压维持在 26.6～53.2 kPa(200～400 mmHg),保持有效负压及引流管通畅。护士在更换引流瓶时发现局部积液、皮瓣不能紧贴胸壁且有波动感时,应报告医师及时处理。

(3)加强观察:注意引流液的量、色、性质并记录。术后 1～2 天,每天引流血性液 50～200 mL,以后逐渐颜色变淡、减少。若术后短时间内引流出大量鲜红色液体(＞100 mL/h)或24 小时引流量＞500 mL,则为活动性出血,需及时通知医师,并遵医嘱处理。随时观察引流管是否通畅、固定,防止患者下床时引流管扭曲打折,保证有效引流。观察患者术后拔除尿管后能否顺利排尿,术后 6 小时仍未排尿者需判断有无尿潴留。观察患者术后能否顺利排便,术后 3～5 天患者仍未排便,观察有无腹胀。

6.指导患者做上肢功能锻炼

(1)告知功能锻炼的目的:术后进行适时、适当地功能锻炼有利于术后上肢静脉回流,预防上肢水肿;同时又可减少瘢痕挛缩的发生,促进患侧上肢功能恢复及自理能力的重建,增强患者恢复的信心,提高生活质量。

(2)功能锻炼的时机与方法:乳腺癌术后过早、过大范围进行患侧上肢和胸部活动,会影响切口愈合,并且会明显增加创面渗血量,容易出现皮瓣坏死和积液。但如果活动过晚、活动范围不够,又会影响上肢的运动功能,容易造成肌力下降和活动范围受限,目前普遍推荐,术后早期肩部适当制动,外展、前伸和后伸动作范围都不应超过 $40°$,内旋和外旋动作不受限制。待伤口逐渐愈合,逐步增加活动的量和范围。术后手部、腕部、前臂、肘部活动不受限制。依据患者所处的不同术后康复阶段,指导其相应的功能锻炼:术后 24 小时患肢内收、制动,只做手关节、腕关节、肘关节的屈曲和伸展运动,避免患肢外展、上举;鼓励患者早期下床活动,渐进式床上坐起、床边坐位、床边站立各 30 秒,无头晕不适后,可在床旁适当活动。引流管拔除后开始肩部活动,循序渐进地增加强度与频率来锻炼肩关节的前摆、后伸,逐步尝试用患肢刷牙、梳头、洗脸等。同时每天开始进行手指爬墙运动。待伤口愈合拆线后,练习患肢外展,鼓励患者结合之前的锻炼内容学习康复操,全方位活动锻炼患肢关节。

(3)注意事项:①正确进行功能锻炼,遵循循序渐进的原则,逐步活动手、腕、肘、肩部关节。②不可动作过大,也不可惧怕疼痛不敢运动,以不感到疼痛为宜。③早期下床活动时,不可用患肢撑床,防止家属用力扶患肢,以免造成腋窝皮瓣滑动影响愈合。④若出现腋下积液,应延迟肩关节活动时间,减少活动量,待伤口愈合,积液消失,再开始锻炼计划。

7.患肢水肿的护理

(1)原因:患侧上肢肿胀主要与患侧淋巴结切除后上肢淋巴回流不畅、上肢静脉回流不畅有关,此外局部积液或感染等也会导致患肢肿胀。淋巴回流不畅引起的水肿通常发生在 1～2 个月甚至数月后,静脉回流不畅则在术后短时间内出现。

(2)避免患肢肿胀的措施:①术后用一软枕垫高患肢,使之高于心脏 10～15 cm,直至伤口愈合拆线。②严禁在患侧测血压、静脉输液、注射、抽血、提重物等,以免回流障碍引起水肿。③术后 24 小时开始进行适当的功能锻炼。④进行向心性局部按摩,让患者抬高患肢,按摩者用双手扣成环形自腕部向肩部用一定压力推移,每次 15 分钟以上,一天 3 次。⑤局部感染者,及时应用抗生素治疗。

(四)健康教育

(1)术后近期避免患肢提取重物,继续进行功能锻炼。

(2)术后 5 年内尽量避免妊娠,因为妊娠可加重患者及其家属的精神压力和经济上的双重负担。避孕不宜使用激素类避孕药,以免刺激癌细胞生长,可使用避孕套、上环等方法或请教妇科医师。

(3)放疗及化疗的自我护理:放疗期间注意保护皮肤,出现放射性皮炎时及时就诊。化疗期间应定期检查肝功能、肾功能,每次化疗前1天或当天查白细胞计数,化疗后5～7天复查白细胞计数,若白细胞数<$3×10^9$/L,需及时就诊。放化疗期间应少去公共场所,以减少感染机会;加强营养,多食高蛋白、高维生素、低脂肪的食物,以增强机体抵抗力,饮食要均衡,不宜过多忌口。

(4)提供患者改善形象的方法:介绍假体的作用和应用;可通过佩戴合适的假发、义乳改善自我形象;根治术后3个月可行乳房再造术,但有肿瘤转移或乳腺炎者禁忌;避免衣着过度紧身。

(5)饮食指导:①术后一般不必忌口,但对某些含有雌激素成分的食品或保健品,如蜂乳、阿胶等应少食。②限制脂肪含量高,特别是动物性脂肪含量高的食物,尽量选择脱脂牛奶,避免油炸或其他脂肪含量高的食物。③选择富含各种蔬菜、水果和豆类的植物性膳食,并多食用粗加工的谷类。④建议不饮酒,尤其禁饮烈性酒类。⑤控制肉摄入量,特别是红肉,最好选择鱼、禽肉取代红肉(牛、羊、猪肉)。⑥限制腌制食物和食盐摄入量。⑦避免食用被真菌毒素污染而在室温下长期储藏的食物。⑧少喝咖啡,因其含有较高的咖啡因,可促使乳腺增生。⑨注意均衡饮食,适当的体力活动,避免体重过重。

(6)告知患者乳房自检的正确方法和时间:乳房自检应经常进行,20岁以上女性每月自检一次,一般在月经干净后5～7天。此时雌激素对乳腺的影响最小,乳腺处于相对静止状态,容易发现病变。对于已绝经妇女,检查时间可固定于每月的某一天。40岁以上的妇女、乳腺癌术后的患者每年行钼靶X线摄片检查,以便早期发现乳腺癌或乳腺癌复发征象。

(7)正确面对术后性生活:性生活是人类最基本的生理和心理需求。特别是年轻的乳腺癌患者术后,由于手术瘢痕、脱发等对于性及生殖方面会产生一系列问题,甚至认为自己不再是一个完整的女性,对性表达失去信心,同时配偶因担心性生活会影响对方的康复,甚至担心可能因此病情恶化,也对性避而不谈。事实上,单纯从乳房的手术或者放疗的角度而言,女性患者术后的性欲并不会降低,也不会影响性生活时的身心反应。同时,正常的性生活也对预防疾病的复发有很大益处。

(8)患侧肢体的护理:教会患者患侧肢体功能锻炼的方法,强调锻炼的必要性及重要性,术后1年如上肢功能不能恢复,以后就很难再恢复正常。锻炼要循序渐进,不能急于求成,贵在坚持。

五、肿瘤化疗患者的生理病理特点

(一)肿瘤化疗患者免疫系统功能特点

细胞毒性药物以两种方式诱导免疫系统。一种是直接诱导特异的细胞免疫反应,导致肿瘤细胞死亡;另一种是诱导短暂的淋巴细胞削减,然后刺激免疫效应分子产生,解除受抑制的免疫反应。一些细胞毒性药物直接或间接杀死免疫效应细胞,导致免疫系统功能低下或免疫无能。增加患者病毒和细菌感染的可能性。化疗药物可通过3种方式——本身性质(如烷化剂和糖皮质激素)、作用模式(如肿瘤细胞的死亡出现在细胞应激之前)或剂量/给药方式对免疫系统进行损害。

(二)肿瘤化疗患者器官功能特点

抗肿瘤药物不仅会杀伤肿瘤细胞,而且会影响正常细胞,如造血系统、肝功能、肾功能有很大的影响,可产生骨髓抑制、肝肾功能损害等毒性反应或不良反应。化疗患者造血系统、肝功能、肾功能的改变,决定着能否化疗或是否需要调整化疗药物的剂量,因此化疗前需要常规测定血常规、肝功能、肾功能等。化疗中监测各项指标的动态变化,确保化疗过程的安全性。

(三)肿瘤化疗患者营养状态特点

化疗过程和患者的营养状况是相互联系的。首先,化疗过程中的毒性,尤其是消化道反应中极为常见的恶心、呕吐、消化道黏膜炎症、破损、腹泻、便秘等症状,会严重削弱患者的食欲或影响进食过程,在肿瘤引起的代谢异常的基础上进一步加重营养不足。

其次,营养不足会降低患者对化疗的耐受程度,影响中性粒细胞的水平,致使患者无法完成化疗计划,化疗提前终止,从而影响患者的抗肿瘤治疗的效果。因此,要重视化疗给肿瘤患者带来的营养风险,积极评估,及早应对,维持患者的营养水平,为化疗提供良好的代谢环境。

六、肿瘤静脉化疗患者的护理特点

(一)肿瘤化疗患者静脉选择原则

理想的静脉注射应该是选择1条粗直的浅表静脉或者选择深静脉置管(如经外周深静脉置管或静脉输液港)。避免瘀青、炎症的部位;避免在循环不良的肢体上注射,如乳腺癌切除术后的患肢,有淋巴水肿、血栓性静脉炎、创伤的肢体,以及有不可移动骨折的肢体等。上腔静脉阻塞的患者应从下肢静脉给药,当注射强刺激化疗药物时,外周静脉输液避免在肘窝部位注射。

(二)肿瘤化疗患者穿刺工具的选择特点

(1)直接单次注射可使用留置针(视患者使用的化疗药性质来决定),留置针宜选用24号,因为导管越细,对静脉的伤害就越小,而且有较多的血流经过导管旁,还可以减少具有刺激性的药物在血管壁的停留时间,使化学性静脉炎发生率降低。

(2)连续多天静脉滴注且多疗程注射时最好应用外周深静脉置管或静脉输液港,能更好地保护静脉,防止外渗。

(三)化疗期间肿瘤患者的健康教育

(1)输液前向患者讲解细胞毒性药物渗出的临床表现,如果出现局部隆起、疼痛或输液不通畅,及时呼叫护士,尽量减少化疗药物的渗出量。一旦发生药物渗出,应及时报告护士处理,切勿自行热敷。

(2)向患者详细介绍外周深静脉置管的优越性,连续静脉输注细胞毒性药物时尽量说服患者采取外周深静脉置管输液,并向患者说明外周深静脉置管的用途,简单介绍操作流程。

(3)输注需缓慢滴注的药物如伊立替康、紫杉醇等,应向患者说明输液速度的重要性,不可自行调节输液速度。

(4)鼓励患者进食清淡易消化的食物,少量多餐。

(5)化疗期间注意口腔卫生,保持清洁和湿润,每天饭前后用生理盐水漱口,睡前和晨起用软毛牙刷清洁口腔,动作轻柔,避免损伤口腔黏膜和牙龈。

(6)化疗前和化疗期间嘱患者多饮水,使尿量维持在每天2 000～3 000 mL,以减轻肾脏毒性。教会患者观察尿液的性状,准确记录出入量,如出现任何不适及时报告。

七、乳腺癌的辅助化疗的护理

(一)健康教育与心理护理

要获得较好的治疗效果,大部分乳腺癌患者要经过较长时间的化疗和连续治疗与护理,每个治疗阶段的反应都各有不同,要建立全程分期教育模式。在患者入院、化疗前、化疗中、化疗后和出院前5个阶段分别采用不同的方法给予指导,帮助患者顺利度过各阶段。

1.入院阶段

主要让化疗患者尽快熟悉医院环境,讲解有关疾病知识和医疗进展,介绍治疗成功的病例,以减轻其焦虑、悲观、绝望的心理,唤起对化疗的信心,建立良好的遵医行为。

2.化疗前阶段

应重点向患者介绍治疗方案、给药途径、药物的作用和效果,以及可能出现的不良反应及对策,消除患者对化疗的紧张恐惧心理,建立治疗信心。化疗中应让患者掌握配合的方法、注意事项,明确配合治疗的意义,提高配合治疗的能力,减轻化疗不良反应和并发症。

3.化疗中、化疗后阶段

面对化疗期的严重反应,患者会出现心理障碍、悲观、失望、焦虑、忧郁,失去生存的勇气,做出许多失常的举动。护士应通过沟通思想、心理疏导方式,给予患者更多的鼓励与帮助,为患者提供如何应对和减轻化疗反应不适等信息和知识,并积极处理化疗反应。

4.出院阶段

给予患者全面的指导,如养成自觉的遵医行为、坚持化疗,以及如何处理和应对化疗反应、定期复查、保持愉快的心情、合适的体力劳动及锻炼、合理的饮食、良好的生活习惯等。

(二)输液护理

乳腺癌的化疗是一个比较漫长的过程,每位患者在化疗期间要接受数十次甚至上百次的穿刺痛苦,由于乳腺癌术中患侧血管、淋巴管被结扎导致患侧不能输液,下肢静脉由于静脉瓣较多,化疗时更易发生静脉炎,通常只能在健侧上肢输液或化疗。同时,由于化疗药对血管的毒性作用很大,在浅静脉化疗时容易发生静脉炎,输液外渗时可导致局部的炎症、坏死,发生后处理很困难,疗程长,有的甚至需要外科植皮,给患者造成很大的痛苦和额外的经济负担。因此,乳腺癌患者化疗时对血管的要求很高,在血管的选择方面,应注意尽量对患者产生最小的不良作用和痛苦,选用粗大直的血管,有条件的现在一般主张使用深静脉。使用中心静脉置管并发症多且风险大,而经外周深静脉置管因其操作简便、痛苦小、留置时间长、并发症相对少等优点在临床广泛使用。

在使用外周浅静脉时,要注意化疗前根据药物的性质选择适当的注射部位,血管穿刺尽量由远端向近端,选择强度好、粗、直的静脉,避免同一部位同一条静脉反复穿刺。拔针时用无菌棉签轻轻压住,抬高穿刺侧肢体,以避免血液反流,防止针眼局部淤血影响下次穿刺。同时,还要严格执行无菌技术操作规程,熟练掌握静脉穿刺技术。

外周深静脉置管的护理主要包括相关健康教育,如向患者和家属宣传介绍外周深静脉置管的有关知识,讲解管道的优越性、置管方法、置管前后注意事项。还包括正确地进行管道护理:无菌管理、保持通畅、正确封管等。

为避免静脉炎的发生,护理人员需掌握化疗药物的性质和输液浓度,化疗前、后和输入不同化疗药物时,要用生理盐水 50～100 mL 冲洗静脉,以减少药物在血管内的停留,降低静脉炎的发生率。

(三)并发症的护理

1.胃肠道反应的护理

胃肠道黏膜上皮细胞增殖旺盛,对化学药物极为敏感,恶心、呕吐是化疗药物引起的最常见的毒性反应,可能使患者拒绝有效的化疗。所以需做好充分的准备工作,创造良好的治疗环境,消除房间异味。指导患者合理饮食,不在餐饮后或空腹时化疗,一般在饭后 2～3 小时应用化疗药物最佳;化疗期间不宜食过饱或过油腻的食物。化疗前应用止吐药物预防和减轻胃肠道反应。化疗中巡视病房,多与患者交谈,分散其注意力。加强营养,注意均衡饮食,尤其是优质蛋白质、牛奶的摄入,忌辛辣和刺激性食物。可少量多餐、多饮水,可减轻药物对消化道黏膜的刺激,并有利于毒物排出。多食水果、蔬菜,摄入足够纤维素,养成排便习惯,必要时给予胃肠动力药或缓泻剂,或者给患者灌肠。

2.骨髓抑制的护理

大多数化疗药物可致骨髓抑制,其特征为白细胞和中性粒细胞计数减少,继而血小板计数减少,严重者全血减少。因此患者需定时进行血常规检查,当血红蛋白计数≤60 g/L、白细胞计数≤$2.0×10^9$/L、中性粒细胞计数≤$1.0×10^9$/L、血小板计数≤$50×10^9$/L 时应停止化疗,给予保护性隔离,并采取预防并发症的措施。为避免感染,可设立单人病房,减少探视,严格执行各种无菌技术操作规程,防止交叉感染。观察有无出血、感染,如牙龈、皮肤斑,静脉穿刺时慎用止血带,严防利器损伤患者皮肤。

3.变态反应的护理

植物类抗肿瘤药物,如紫杉醇可引起变态反应,在静脉滴注过程中安置心电监护,详细记录,观察有无呼吸困难、胸闷等情况,一旦发生严重过敏反应时应立即停药抢救。预防性用药是预防过敏的最有效措施,使用紫杉醇前 12 小时口服地塞米松 3 mg,或静脉滴注地塞米松 5 mg,也可肌内注射苯海拉明 20 mg。

4.心脏毒性反应的护理

蒽环类及紫杉醇类化疗药物的心脏毒性反应表现为心率(律)改变、无症状的短时间心动过缓、低血压,故化疗开始即对心电、血压、血氧饱和度持续监测,每 15 分钟观察并记录 1 次。

5.口腔护理

化疗往往会引起口腔黏膜损坏,破坏口腔组织和免疫机制,主要表现为口腔干燥、牙龈炎、口腔溃疡等。因此,要做好患者的口腔护理,如嘱其多饮水,常用淡盐水漱口,一旦出现口腔溃疡,要用软毛牙刷刷牙,可采用茶多酚漱口液、呋喃西林液,过氧化氢溶液含漱冲洗,并结合用抗口炎甘油,疗效较好。

6.静脉炎的护理

化疗药物刺激性大,使用周围静脉输液时容易发生静脉炎,如发生药液渗出或局部疼痛时立即停止用药。对局部肿胀明显、皮肤发红者,在 24 小时内用 0.2% 利多卡因加地塞米松加生理盐水做环形封闭,或用高渗溶液与维生素 B_{12} 注射液混合后外敷局部,可降低化疗药物毒性,且具有止痛及对细胞修复的作用。如果药物外渗较少,药物刺激性较弱,可用 50% 硫酸镁冷湿敷(禁用热敷),使局部血管收缩,减轻药物扩散。受损部位还可涂多磺酸黏多糖乳膏(喜疗妥软膏),促进肿胀消失和局部组织修复,减少炎症反应。

7.泌尿系统不良反应的护理

化疗药物所致泌尿系统损伤,表现为高尿酸血症、出血性膀胱炎及肾功能损害。应鼓励患者多饮水,保证每天入量≥4 000 mL、尿量≥3 000 mL,必要时给予利尿剂,并根据患者尿液 pH 的变化,增加碱性药物用量。对应用环磷酰胺的患者,应重点观察有无膀胱刺激征、排尿困难及血尿。

8.皮肤毒性的护理

化疗前告之患者可能出现皮炎、脱发、色素沉着等症状,发生皮炎的患者不可用手抓挠患处,可用温水轻轻擦洗,局部用醋酸氟轻松软膏涂擦。

9.脱发的护理

化疗前告知患者可能出现脱发,但化疗间歇期头发会重新生长。帮助患者准备假发或用头巾、帽子遮挡,改善患者自我形象,增加其自信。睡眠时戴发网或帽子,防止头发掉在床上,并注意在晨晚间护理时,扫净床上的脱发,减少对患者的心理刺激。另外,有报道表明,给药前 10 分钟用冰帽,10 分钟后头发温度降至 23~24 ℃,持续至停药后 30 分钟,有一定的预防作用。一旦发生脱发,注意头部防晒,避免用刺激性洗发液。

八、乳腺癌的局部辅助放疗的护理

(一)一般护理

1.心理护理

除常规心理护理以外,重点针对放疗进行教育,运用恰当的医学知识,向患者及其家属介绍放疗的目的、放射线的种类、放疗可能带来的问题、放疗中的注意事项,尤其应强调放疗的价值,帮助患者获取积极的认识和一定的放疗知识,以愉快的心情接受放疗。

2.生活护理

放疗期间,嘱患者穿宽松、便于穿脱的衣服,内衣以棉衣为宜。

3.饮食护理

保持足够和营养平衡的饮食,少食多餐。

4.定期检查血常规

每周进行 1 次血常规检查。当外周白细胞计数$<4.0\times10^9/L$ 时,应及时通知医师,同时预防性应用升高白细胞药物。

(二)并发症的护理

1.急性放射性皮炎

大剂量照射或照射易损部位可能会发生一定程度的皮肤反应,包括早期的局部红斑、干性脱屑、瘙痒、局部渗出、湿性脱屑、暂时或永久性腋毛脱失等放疗反应。后期反应可为早期反应的延续,如色素沉着、色斑、皮肤薄、花斑、毛细血管扩张、皮肤纤维化、淋巴回流障碍等。

早期的皮肤反应如放射性皮炎可进行治疗,晚期反应多为不可逆改变。一旦出现放射性皮炎,皮肤修复功能会明显下降,因此照射区皮肤护理格外重要。放疗前应洗澡,照射区切口痊愈后方可放疗。照射区皮肤保持清洁干燥,禁贴胶布,禁涂红汞、碘酊及化妆品等,清洗时勿用肥皂,标志线如有褪色及时补描。禁用刺激性软膏、乳膏、洗剂或粉剂等。避免照射区皮肤在阳光下暴晒和各种机械性刺激、冷热刺激。局部皮肤瘙痒时可轻拍或用薄荷止痒水,如有结痂,可待其自然脱落,不宜剥脱,防止破溃形成。

2.大面积皮损感染

出现湿性脱屑应停止放疗,对症处理,合并感染时需抗炎,保持创面清洁干燥,以利于愈合。

3.全身反应护理

在放疗中易引起乏力、头晕、失眠或嗜睡,以及食欲缺乏、恶心、呕吐等消化道反应。多与患者的身体状况、放疗前的治疗情况、个体差异、心理因素等有关。患者进行饮食调节、合理休息后,多能耐受放疗。白细胞数降低至接近正常值时,一般不必中止治疗,可预防性应用升高白细胞药物以帮助患者增加耐受性。

4.急性放射性食管炎

行内乳区或锁骨上区放疗时,可出现不同程度的食管炎,表现为吞咽疼痛或不适,多数为一过性放射反应。应做好生活护理,尤其是饮食护理,给予稀软、温冷、清淡食物,多食新鲜蔬菜、水果,忌食辛辣刺激性食物。有报道对于症状较重的患者,餐前 15 分钟含服 2% 利多卡因 20 mL＋地塞米松 5 mg＋庆大霉素 32 万 U＋生理盐水 100 mL,每次 10 mL,3 次/天,一般 5～7 天会消失,期间应保证充足睡眠,适当锻炼。进食困难者给予半流质或流质饮食,必要时可暂停放疗。

5.放射性肺炎或纵隔纤维化

保乳患者行切线放疗或全胸壁放疗可造成不同程度的肺部损伤,根治性乳房切除术后行内乳区及锁骨上区照射时,可造成肺尖及纵隔的损伤。早期表现为放射性肺炎,晚期为肺或纵隔纤维化。虽然在现代放射技术和设备的条件下放射性肺炎的发生率较低,但放射性肺纤维化多为不可逆损伤。因此,要正确评估患者的状况而准确地计划放射剂量,并在放疗过程中密切观察呼吸状况,发现症状及时处理。可减少放射剂量,症状明显者可对症处理,应用激素及抗生素治疗,必要时可暂停放疗。

6.上肢水肿

腋窝清扫术后可不同程度地出现上肢水肿、上臂内侧的疼痛麻木等。放疗可加重上述表现,照射期间适当的上肢功能锻炼可有效预防水肿的发生或加重。

7.肋骨骨折或肋骨炎

放疗所致的肋骨骨折及肋骨炎的发生率为 3%～7%,多无症状,一般无须处理。

8.乳房纤维化

保乳患者行全乳照射剂量＞60 Gy 时,多有不同程度的乳房纤维化,且无有效的补救措施,重在预防,现采用三维适形调强放疗技术多可避免其发生。

九、护理效果评估

(1)患者情绪稳定,有充足的睡眠时间,积极配合医疗护理工作。

(2)患者需要术前满足营养需要,增强机体免疫力、耐受力。

(3)患者充分做好术前准备,使术后并发症的危险降到最低限度。

(4)患者未出现感染、窒息等并发症,或能够及时发现并发症,并积极地预防与处理。手术创面愈合良好、患侧上肢肿胀减轻或消失。

(5)患者能自主应对自我形象的变化。

(6)患者能表现出良好的生活适应能力,建立自理意识。

(7)患者能注意保护患侧手臂,并正确进行功能锻炼。

(8)患者能复述术后恢复期的注意事项,并能正确进行乳房自我检查。

第二节 肝 性 脑 病

肝性脑病(hepatic encephalopathy,HE)又称肝昏迷,是严重肝病引起的、以代谢紊乱为基础的中枢神经系统功能失调的综合征。其主要临床表现是意识障碍、行为失常和昏迷。有急性与慢性脑病之分,前者多因急性肝衰竭后肝脏的解毒功能发生严重障碍所致;而后者多见于慢性肝衰竭和门体侧支循环形成或分流术后,来自肠道的有害物质,如氨、硫醇、胺、芳香族氨基酸等直接进入体循环至脑部而发病。肝性脑病的发生机制尚未完全阐明,目前提出的假说主要有氨毒性学说、假性神经递质学说和 r-氨基丁酸学说等。肝性昏迷是肝性脑病的最后阶段,是肝衰竭的最终临床表现。

一、临床表现与分期

(一)临床表现

其临床表现因肝病的类型、肝细胞损害的程度、起病的急缓,以及诱因的不同而有所差异。由于导致肝性脑病的基础疾病不同,其临床表现也比较复杂、多变,早期症状的变异性是本病的特点。但也有其共性的表现,即反映为神经精神症状及体征,表现为性格、行为、智能改变和意识障碍。现主要就其脑病的临床表现分类简述如下。

(1)起病:可急可缓。急性肝性脑病起病急骤,前驱期极为短暂,可迅速进入昏迷,多在黄疸出现后发生昏迷,也有在黄疸出现前出现意识障碍而被误诊为精神病者。慢性肝性脑病起病隐匿或渐起,起初常不易发现,易误诊和漏诊。

（2）性格改变：常是本病最早出现的症状，主要是原属外向型性格者表现为抑郁，而原属内向型性格者表现为欣快多语。

（3）行为改变：最初可能仅限于一些"不拘小节"的行为，如乱写乱画、乱洒水、乱吐痰、随地便溺、房间内的桌椅随意乱拖乱放等毫无意义的动作。

（4）睡眠习惯改变：常表现为睡眠倒错，也有人称为近迫性昏迷，此现象提示患者中枢神经系统的兴奋与抑制处于紊乱状态，常预示肝性脑病来临。

（5）肝臭：是由于肝衰竭，机体内含硫氨基酸代谢中间产物（如甲硫醇、乙硫醇及二甲硫化物等）经肺呼出或经皮肤散发出的一种特征性气味。

（6）扑翼样震颤：是肝性脑病最具特征性的神经系统体征，具有早期诊断意义。检测方法是嘱患者伸出前臂，展开五指，或在腕部过度伸展并固定不动时，患者掌-指及腕关节可出现快速的屈曲及伸展运动，每秒钟常可出现 1～2 次，也有达每秒钟 5～9 次者，且常伴有手指的侧位动作。此时患者可同时伴有整个上肢、舌、下腭、颌部的细微震颤及步态的共济失调。或发于单侧，也可出现于双侧。这种震颤不具有特征性，也可见于心力衰竭、肾衰竭、呼吸衰竭等患者。震颤常于患者睡眠及昏迷后消失，苏醒后仍可出现。

（7）视力障碍：并不常见。

（8）智能障碍。

（9）意识障碍。

（二）临床分期

为便于早期诊断并指导治疗，常根据患者的临床表现对肝性脑病进行临床分期。目前多数学者赞同 Davidson 根据其临床表现把肝性脑病分为前驱期、昏迷前期、昏睡期、昏迷期 4 期。

1. Ⅰ 期（前驱期）

患者可出现轻度性格改变和行为失常。表现为性格改变出现抑郁或欣快，行为改变出现无意识动作，睡眠时间改变出现睡眠颠倒。扑翼样震颤（－）、正常反射存在、病理反射（－）、脑电图多正常。

2. Ⅱ 期（昏迷前期）

Ⅱ 期（昏迷前期）的患者以意识错乱、睡眠障碍、行为失常为主，表现为定向力障碍、定时障碍、计算力下降、书写缭乱、语言断续不清、人物概念模糊、扑翼样震颤（＋）、正常反射存在、病理反射（＋），常见膝腱反射亢进、踝阵挛（＋），肌张力可增强。可出现不随意运动及运动失调，脑电图出现对称性 θ 波（每秒 4～7 次）。

3.Ⅲ期(昏睡期)

Ⅲ期(昏睡期)的患者以昏睡和精神错乱为主,表现为患者大部分时间处于昏睡状态,反应存在(可被唤醒),或狂躁扰动,扑翼样震颤(＋),肌张力明显增强。脑电图同Ⅱ期。

4.Ⅳ期(昏迷期)

Ⅳ期(昏迷期)的患者神志完全丧失,不能被唤醒。浅昏迷时,对痛觉刺激(如压眶反射阳性)和不适体位尚有反应,腱反射和肌张力仍亢进,扑翼样震颤由于患者查体不能合作而无法引出。深昏迷时,各种反射消失、肌张力降低、瞳孔常散大,可表现为阵发性抽搐、踝阵挛(＋)、换气过度,脑电图上出现极慢δ波(1.5～3次/秒)。

各期之间并无明确的界线,前后期可有重叠,其程度可因病情的发展或治疗好转而变化。少数慢性肝性脑病患者还因中枢神经系统不同部位有器质性损害而出现暂时性或永久性智能减退、共济失调、锥体束阳性或截瘫。

二、并发症

(1)脑水肿。

(2)消化道出血。

(3)肾功能不全。

(4)水电解质及酸碱平衡失调。

(5)感染。

三、治疗

本病尚无特效药,常采用综合治疗措施。

(一)消除诱因

避免诱发和加重肝性脑病。慎用镇静剂,有躁狂症状可试用异丙嗪、氯苯那敏等抗组胺药物。

(二)减少肠内有毒物质的产生和吸收

1.饮食

严重的肝性脑病应严格限制甚至停止蛋白质摄入,饮食以碳水化合物为主,尚应补充足够的多种维生素。随着病情好转可给予少量豆浆、牛奶、肉汤或蛋类,可隔天增加 10～20 g,直至每天 40～60 g,因植物蛋白质含蛋氨酸、芳香氨基酸较少,对肝性脑病患者较适用。

2.灌肠或导泻

灌肠或导泻以清除肠内积食或积血为主,口服或鼻饲 25％硫酸镁 30～60 mL 导泻,灌肠禁用碱性肥皂水,而用生理盐水或弱酸性溶液,如生理盐水 100 mL 加白醋 30 mL 做保留灌肠,保持肠道呈酸性环境。

3.抑制肠菌生

口服肠道不吸收的抗菌药物如新霉素、甲硝唑。有肾功能损害或忌用新霉素的患者,或需长期治疗者,乳果糖(经细菌分解为乳酸、乙酸,降 pH,减少氨气吸收)为首选药物。乳梨醇经结肠细菌分解成乙酸、丙酸也可用于酸化肠道。乳酶生也有减少肠内产氨作用,但不能与抗菌药物同服。

(三)促进有毒物质的代谢,纠正氨基酸代谢紊乱

1.降氨药

(1)谷氨酸钾和谷氨酸钠:每次用 4 支,总量 23 g 左右,加入葡萄糖液中静脉滴注,每天 1～2 次。尿少时慎用钾剂,明显腹水和水肿时慎用钠剂。

(2)精氨酸:能促进肝内鸟氨酸循环,增加尿素的合成而降低血氨,适用于碱中毒。

(3)L-鸟氨酸-L-天门冬氨酸。

(4)γ-氨酪酸:每次 2～4 g,稀释后静脉滴注,对兴奋和躁动者治疗效果较好。

2.复方氨基酸溶液

口服或静脉输注以支链氨基酸为主的复方氨基酸溶液,可纠正体内氨基酸代谢的不平衡。

(四)对症治疗

保护脑细胞功能,防治脑水肿;保持呼吸道通畅;防治出血;积极防治各种感染;加强护理,防止压疮;保持大便通畅;注意口腔护理;严密观察病情,等等。

四、健康教育与管理

(一)疾病知识指导

向患者和家属介绍肝脏疾病和肝性脑病的相关知识,指导其认识肝性脑病的各种诱发因素,要求患者自觉避免诱发因素,如戒烟戒酒、避免感染、保持排便通畅等。

(二)用药指导

指导患者严格按照医嘱规定的剂量、用法服药,了解药物的主要不良反应,避免使用有损肝功能的药物,并定期门诊随访。

(三)照顾者指导

指导家属给予患者精神支持和生活照顾,帮助患者树立战胜疾病的信心。使患者家属了解肝性脑病的早期征象,指导家属学会观察患者的思想、性格、行为,以及睡眠等方面的改变,以便及时发现病情变化,及早治疗。

五、预后

肝性脑病的预后取决于肝细胞功能衰竭的程度,特别是肝细胞变性、坏死的程度及其发展速度,以及残余肝细胞数量及质量。对于肝细胞功能代谢尚可,或伴有门体分流的患者,诱因明确而又易于祛除者,预后较好。对于肝细胞功能差,伴有明显黄疸、腹水、低清蛋白血症,同时并发严重感染、上消化道大出血、水电解质及酸碱平衡紊乱、肝肾综合征者,预后极差。如临床上能够早发现、早治疗或在未出现肝性脑病前积极防治,患者预后相对较好。综合目前国内治疗效果,其病死率仍较高,生存率仍不足 30%。对于内科治疗无效而采用人工肝支持治疗后行肝移植者,预后较好,其 5 年生存率可达 70%,最长已达 13 年。

六、护理

肝性脑病的护理见表 6-1。

表 6-1　肝性脑病的护理

日期	项目	护理内容
入院当天	评估	1.一般评估:患者的神志、生命体征和皮肤等
		2.专科评估:患者的性格、精神状态和行为表现
	治疗	根据病情对患者实施保护措施,建立静脉通道
	检查	按医嘱做相关检查,如脑电图、化验血标本等
	药物	按医嘱正确使用降血氨药物、保肝药物、抗炎药物,注意用药后的观察
	活动	以卧床休息为主。专人护理,防止意外的发生
	饮食	1.合理饮食
		2.禁止蛋白质的摄入,昏迷患者可以鼻饲葡萄糖供给热量
	护理	1.做好入院介绍,主管护士自我介绍
		2.制定相关的护理措施,如口腔护理、留置管道护理,皮肤、毛发、会阴、肛周护理措施
		3.视病情做好各项监测记录
		4.根据病情留陪员,上床挡,确保安全

续表

日期	项目	护理内容
第2天	健康宣教	向患者讲解疾病相关知识、安全知识、服药知识等,各种检查注意事项
	评估	神志、生命体征、精神状况及患者的心理状态,对疾病相关知识的了解等情况
	治疗	按医嘱执行治疗
	检查	继续完善检查
	药物	密切观察各种药物作用和不良反应
	活动	家属陪同下适当扩大活动范围,注意安全
	饮食	同前
	护理	1.基础护理、留置管道护理,皮肤、毛发、会阴、肛周护理
		2.加强病情观察,重视患者的异常表现,发现肝性脑病的先兆症状时,立即报告医师处理
		3.仔细询问病史,找出发病的诱因,通过避免和祛除诱因,减少该病的发作
		4.做好情志护理
		5.注意保护患者,防止意外的发生
第3~10天	健康宣教	讲解该病的一般诱发因素及饮食指导,避免和祛除病因
	活动	正常下床活动
	健康宣教	讲解该病的有关知识,指导和认识肝性脑病的各种诱发因素,防止和减少肝性脑病的发生。告知家属肝性脑病发生时的早期征象,以便患者发病时能得到及时的救治
出院前1天	其他	同前
	健康宣教	出院宣教:
		1.服药指导
		2.饮食指导
		3.避免肝性脑病发作的诱因
		4.注意保暖,防外感,节饮食,调情志
		5.定时专科门诊复诊
出院随访		出院1周内电话随访第1次,1个月内随访第2次,3个月内随访第3次

第三节 细菌性肝脓肿

一、概述

(一)病因

因化脓性细菌侵入肝脏而形成的肝化脓性病灶,称为细菌性肝脓肿。细菌性肝脓肿的主要病因是继发于胆管结石、胆管感染,尤其是肝内胆管结石并引发化脓性胆管炎时,在肝内胆管结石梗阻的近端部位可引起散在多发小脓肿。此外,在肝外任何部位或器官的细菌性感染病灶,均可因脓毒血症的血行播散而发生本病。总之,不论何种病因引起细菌性肝脓肿,绝大多数都为多发性,其中可能有1个较大的脓肿,单个细菌性脓肿很少见。

(二)病理

化脓性细菌侵入肝脏后,正常肝脏在巨噬细胞作用下不发生脓肿。但当机体抵抗力下降时,细菌在组织中发生炎症,形成脓肿。血源性感染通常为多发性,胆源性感染脓肿也为多发性,且与胆管相通。肝脓肿形成发展过程中,大量细菌毒素被吸收而引起败血症、中毒性休克、多器官功能衰竭,或形成膈下脓肿、腹膜炎等。

二、护理评估

(一)健康史

了解患者的饮食、活动等一般情况,是否有胆管病史及胆管感染病史,体内部位有无化脓性病变,是否有肝外伤史。

(二)临床表现

(1)寒战和高热:最常见的症状。往往寒热交替,反复发作,多呈一天数次的弛张热,体温38~41 ℃,伴有大量出汗,脉率增快。

(2)腹痛:为右上腹肝区持续性胀痛,如位于肝右叶膈顶部的脓肿,则可引起右肩部放射痛。

(3)肝大:肝大而有压痛,如脓肿在肝脏面的下缘,则在右肋缘下可扪到肿大的肝或波动性肿块,有明显触痛及腹肌紧张;如脓肿浅表,则可见右上腹隆起;如脓肿在膈面,则横膈抬高,肝浊音界上升。

(4)乏力、食欲缺乏、恶心和呕吐,少数患者还出现腹泻、腹胀,以及难以忍受的呃逆等症状。

(5)黄疸:可有轻度黄疸;若继发于胆管结石胆管炎,可有中度或重度黄疸。

(三)辅助检查

1.实验室检查

血常规检查提示白细胞计数明显升高,中性粒细胞计数在 0.90 以上,有核左移现象或中毒颗粒。肝功能、血清转氨酶、碱性磷酸酶升高。

2.影像学检查

X 线检查能分辨肝内直径为 2 cm 的液性病灶,并明确部位与大小,CT、MRI 检查有助于诊断肝脓肝。

3.诊断性穿刺

B 超可以测定脓肿部位、大小及距体表深度,为确定脓肿穿刺点或手术引流提供了方便,可作为首选的检查方法。

(四)治疗原则

非手术治疗,应在治疗原发病灶的同时,使用大剂量有效抗生素和全身支持疗法。手术治疗,可进行脓肿切开引流术和肝切除术。

三、护理问题

(一)疼痛

疼痛与腹腔内感染、手术切口、引流管摩擦牵拉有关。

(二)体温过高

体温过高与感染、手术损伤有关。

(三)焦虑

焦虑与环境改变及不清楚疾病的预后、病情危重有关。

(四)口腔黏膜改变

口腔黏膜改变与高热、进食、进水量少有关。

(五)体液不足

体液不足与高热后大汗、液体摄入不足、引流液过多有关。

(六)潜在并发症

并发症如腹腔感染。

四、护理目标

(一)患者疼痛减轻或缓解

患者疼痛减轻或缓解表现为能识别并避免疼痛的诱发因素,能运用减轻疼痛的方法自我调节,不再应用止痛药。

(二)患者体温降低

患者体温降低表现为体温恢复至正常范围或不超过 38.5 ℃,发热引起的身心反应减轻或消失,舒适感增加。

(三)患者焦虑减轻

患者焦虑减轻表现为能说出焦虑的原因及自我表现;能有效运用应对焦虑的方法;焦虑感减轻,生理和心理上舒适感有所增加;能客观地正视存在的健康问题,对生活充满信心。

(四)患者口腔黏膜无改变

患者口腔黏膜无改变主要表现为患者能配合口腔护理;口腔清洁卫生、无不适感;口腔黏膜完好。

(五)患者组织灌注良好

组织灌注良好表现为患者循环血容量正常,皮肤黏膜颜色、弹性正常;生命体征平稳,体液平衡,无脱水现象。

(六)患者不发生并发症

不发生并发症或并发症能及时被发现和处理。

五、护理措施

(一)减轻或缓解疼痛

(1)观察和记录疼痛的性质、程度、伴随症状,评估诱发因素。

(2)加强心理护理,给予精神安慰。

(3)咳嗽、深呼吸时用手按压腹部,以保护伤口,减轻疼痛。

(4)妥善固定引流管,防止引流管来回移动引起疼痛。

(5)严重时注意生命体征的改变及疼痛的演变。

(6)指导患者使用松弛术、分散注意力等方法,如听音乐、相声或默数,以减轻患者对疼痛的敏感性,减少止痛药物的用量。

(7)在疼痛加重前,遵医嘱给予镇痛药,并观察、记录用药后的效果。

(8)向患者讲解用药知识,如药物的主要作用、用法,用药间隔时间,疼痛时及时应用止痛药。

(二)降低体温,妥善保暖

(1)评估体温升高程度及变化规律,观察生命体征、意识状态变化及食欲情况,以便及时处理。

(2)调节病房温度、相对湿度,保持室温在 18～20 ℃,相对湿度在 50％～70％,保证室内通风良好。

(3)给予清淡、易消化的高热量、高蛋白、高维生素的流质或半流质饮食,鼓励患者多饮水或饮料。

(4)嘱患者卧床休息,保持舒适体位,保持病房安静,以免增加患者的烦躁情绪。

(5)有寒战者,增加盖被或用热水袋、电热毯保暖,并做好安全护理,防止坠床。

(6)保持衣着及盖被适中,大量出汗后要及时更换内衣、床单,可在皮肤与内衣之间放入毛巾,以便更换。

(7)物理降温:体温超过 38.5 ℃,根据病情选择不同的降温方法,如冰袋外敷、温水或乙醇擦浴、冰水灌肠等,降温半小时后测量体温 1 次,若降温时出现颤抖等不良反应,立即停用。

(8)药物降温:经物理降温无效后,可遵医嘱给予药物降温,并注意药后反应,防止因大汗致使虚脱发生。

(9)高热患者应给予吸氧,氧浓度不超过 40％,流量为 2～4 L/min,可保证各重要脏器有足够的氧供应,减轻组织缺氧。

(10)保持口腔、皮肤清洁,口唇干燥应涂抹液状石蜡或护唇油,预防口腔、皮肤感染。

(11)定时测量并记录体温,观察、记录降温效果。

(12)向患者及家属介绍简单物理降温方法及发热时的饮食、饮水要求。

(三)减轻焦虑

(1)评估患者焦虑表现,协助患者寻找焦虑原因。

(2)向患者讲解情绪与疾病的关系,以及保持乐观情绪的重要性;总结以往对付挫折的经验,探讨正确的应对方式。

(3)为患者创造安全、舒适的环境:①多与患者交谈,但应避免自己的情绪反应与患者情绪反应相互起反作用。②帮助患者尽快熟悉环境。③用科学、熟练、安全的技术护理患者,取得患者信任。④减少对患者的不良刺激,如限制患者与其他焦虑情绪的患者或家属接触。

(4)帮助患者减轻情绪反应:①鼓励患者诉说自己的感觉,让其发泄愤怒、焦虑情绪。②理解、同情患者,耐心倾听,帮助其树立战胜疾病的信心。③分散患者注意力,如听音乐、与人交谈等。④消除对患者产生干扰的因素,如解决失眠等问题。

(5)帮助患者正确估计目前病情,配合治疗及护理。

(四)做好口腔护理

(1)评估口腔黏膜完好程度,讲解保持口腔清洁的重要性,使患者接受。

(2)向患者及家属讲解引起口腔黏膜改变的危险因素,介绍消除危险因素的有效措施,让其了解预防口腔感染的目的和方法。

(3)保持口腔清洁、湿润,鼓励进食后漱口,早、晚刷牙,必要时进行口腔护理。

(4)鼓励患者进食、饮水,温度要适宜,避免过烫、过冷饮食以损伤黏膜。

(5)经常观察口腔黏膜情况,倾听患者主诉,及早发现异常情况。

(五)纠正体液不足

(1)评估出血量、出汗量、引流量、摄入量等与体液有关的指标。

(2)准确记录出入水量,及时了解每小时尿量。若尿量<30 mL/h,则表示体液或血容量不足,应及时报告医师给予早期治疗。

(3)鼓励患者进食、进水,提供可口、营养丰富的饮食,增加机体摄入量。

(4)若有恶心、呕吐,应对症处理,防止体液丧失严重而引起代谢失衡。

(5)抽血监测生化值,以及时纠正失衡。

(6)密切观察生命体征变化及末梢循环情况。

(7)告诉患者体液不足的症状及诱因,使之能及时反映情况并配合治疗、护理。

(六)腹腔感染的防治

(1)严密监测患者体温、外周血白细胞计数、腹部体征,定期做引流液或血液的培养、抗生素敏感试验,以指导用药。

(2)指导患者妥善固定引流管的方法,活动时勿拉扯引流管,保持适当的松度,防止滑脱而使管内脓液流入腹腔。

（3）保持引流管通畅,避免扭曲受压,如有堵塞,可用少量等渗盐水低压冲洗及抽吸。

（4）观察引流液的量、性质,并做好记录。

（5）注意保护引流管周围皮肤,及时更换潮湿的敷料,保持其干燥,必要时涂以氧化锌软膏。

（6）在换药及更换引流袋时,严格执行无菌操作,避免逆行感染。

（7）告诉患者腹部感染时的腹痛变化情况,并应及时报告。

六、健康教育

（1）合理休息,注意劳逸结合,保持心情舒畅,增加患者适应性反应,减少心理应激,从而促进疾病康复。

（2）合理用药,有效使用抗生素,并给予全身性支持治疗,改善机体状态。

（3）保持引流有效性,注意观察引流的量、颜色,防止引流管脱落。

（4）当出现高热、腹痛等症状时,应及时有效处理,控制疾病进展。

（5）向患者讲解疾病相关知识,了解疾病病因、症状及注意事项,指导患者做好口腔护理,多饮水,预防并发症。

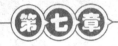

妇产科疾病护理

第一节 功能失调性子宫出血

功能失调性子宫出血简称功血，为妇科常见病。它是由于调节生殖系统的神经内分泌机制失常引起的异常子宫出血，而全身及内、外生殖器官无器质性病变存在。患者常表现为月经周期长短不一、经期延长、经量过多或不规则阴道出血。功血可分为排卵性功血和无排卵性功血两类，约85%的患者属无排卵性功血。功血可发生于月经初潮至绝经期间的任何年龄，约50%的患者发生于绝经前期，育龄期约占30%，青春期约占20%。

一、护理评估

(一)健康史

1.无排卵性功血

(1)青春期：与下丘脑-垂体-卵巢轴调节功能未健全有关，过度劳累、精神紧张、恐惧、忧伤、环境及气候改变等应激刺激，以及肥胖、营养不良等因素易导致下丘脑-垂体-卵巢轴调节功能紊乱，卵巢不能排卵。

(2)绝经过渡期：因卵巢功能衰退，卵巢对促性腺激素敏感性降低，卵泡在发育过程中因退行性变而不能排卵。

(3)生育期：可因内、外环境改变，如劳累、应激、流产、手术或疾病等引起短暂无排卵；亦可因肥胖、多囊卵巢综合征、高催乳素血症等因素长期存在，引起持续无排卵。

2.排卵性功血

黄体功能不足的原因在于神经内分泌调节功能紊乱，导致卵泡期卵泡刺激素缺乏,卵泡发育缓慢,雌激素分泌减少,正反馈作用不足,黄体生成素峰值不高,使黄体发育不全、功能不足。子宫内膜不规则脱落者,由于下丘脑-垂体-卵巢轴调节功能紊乱或黄体机制异常引起萎缩过程延长。

评估时注意了解患者的发病年龄、月经史、婚育史及发病诱因,有无性激素治疗不当及全身性出血性疾病史。

(二)身体状况

1.月经紊乱

(1)无排卵性功血:最常见的症状是子宫不规则性出血,特点是月经周期紊乱,经期长短不一,经量多少不定。可先有数周或数月停经,然后阴道流血,量较多,持续 2～3 周或更长时间,不易自止,无腹痛或其他不适。

(2)排卵性功血:黄体功能不足者月经周期缩短,月经频发(月经周期短于 21 天),不易受孕或怀孕早期易流产;子宫内膜不规则脱落者月经周期正常,但经期延长,长达 9～10 天,多发生于产后或流产后。

2.贫血

因出血多或时间长,患者出现头晕、乏力、面色苍白等贫血征象。

3.体格检查

体格检查包括全身检查和妇科检查,排除全身性疾病及生殖器官器质性病变。

(三)心理-社会状况

青春期患者常因害羞而影响及时诊治,生育期患者因担心影响生育而焦虑,围绝经期患者因治疗效果不佳或怀疑为恶性肿瘤而焦虑、紧张、恐惧。

(四)辅助检查

1.诊断性刮宫

诊断性刮宫可了解子宫内膜反应、子宫内膜病变,达到止血的目的。不规则流血者可随时刮宫,用以止血。确定有无排卵或黄体功能,于月经前一天或者月经来潮 6 小时内做诊断性刮宫,无排卵性功血的子宫内膜呈增生期改变,黄体功能不足显示子宫内膜分泌不良。子宫内膜不规则脱落,于月经周期第 5～6 天进行诊断性刮宫,增生期与分泌期子宫内膜共存。

2.B超检查

B超检查了解子宫内膜厚度及生殖器官有无器质性改变。

3.血常规及凝血功能检查

了解有无贫血、感染及凝血功能障碍。

4.宫腔镜检查

直接观察子宫内膜,选择病变区进行活组织检查。

5.卵巢功能检查

判断卵巢有无排卵或黄体功能。

(五)处理要点

1.无排卵性功血

青春期和生育期患者以止血、调整周期、促排卵为原则。围绝经期患者以止血、防止子宫内膜癌变为原则。

2.排卵性功血

黄体功能不足的治疗原则是促进卵泡发育、刺激黄体功能及黄体功能替代,分别应用氯米芬、人绒毛膜促性腺激素和孕酮;子宫内膜不规则脱落的治疗原则是促使黄体及时萎缩,子宫内膜及时完整脱落,常用药物有孕激素和人绒毛膜促性腺激素。

二、护理问题

(一)潜在并发症

贫血。

(二)知识缺乏

缺乏性激素治疗的知识。

(三)有感染的危险

有感染的危险与经期延长、机体抵抗力下降有关。

(四)焦虑

焦虑与性激素使用及药物不良反应有关。

三、护理措施

(一)一般护理

患者体质往往较差,应加强营养,改善全身情况,可补充铁剂、维生素 C 和蛋白质。成人体内大约每 100 mL 血中含 50 mg 铁,行经期妇女,每天从食物中吸收铁 0.7～2.0 mg,经量多者应额外补充铁。向患者推荐含铁较多的食物如猪肝、胡萝卜、葡萄干等。按照患者的饮食习惯,为患者制订适合于个人的饮食计划,保证患者获得足够的营养。

(二)病情观察

观察并记录患者的生命体征、出量及入量,嘱患者保留出血期间使用的会阴垫及内裤,以便更准确地估计出血量。出血较多者,督促其卧床休息,避免过度疲劳和剧烈活动;贫血严重者,遵医嘱做好配血、输血、止血措施,执行治疗方案,维持患者正常血容量。

(三)对症护理

1.无排卵性功血

(1)止血:对于大量出血患者,要求在性激素治疗8小时内见效,24～48小时出血基本停止,若96小时以上仍不止血者,应考虑有器质性病变存在。

性激素止血。①雌激素:应用大剂量雌激素可迅速提高血内雌激素浓度,促使子宫内膜生长,短期内修复创面而止血,主要用于青春期功血。目前多选用妊马雌酮2.5 mg或己烯雌酚1～2 mg。②孕激素:适用于体内已有一定水平雌激素的患者。常用药物如甲羟孕酮或炔诺酮,用药原则同雌激素。③雄激素:拮抗雌激素、增加子宫平滑肌及子宫血管张力而减少出血,主要用于围绝经期功血患者的辅助治疗,可随时停用。④联合用药:止血效果优于单一药物,可用三合激素或口服短效避孕药,血止后逐渐减量。

刮宫术:止血及排除子宫内膜癌变,适用于年龄＞35岁、药物治疗无效或存在子宫内膜癌高危因素的患者。

其他止血药:卡巴克洛和酚磺乙胺可减少微血管的通透性,氨基己酸、氨甲苯酸、氨甲环酸等可抑制纤维蛋白溶酶,有减少出血量的辅助作用,但不能赖以止血。

(2)调整月经周期:一般连续用药3个周期。在此过程中务必积极纠正贫血,加强营养,以改善体质。

雌、孕激素序贯疗法:通过模拟自然月经周期中卵巢的内分泌变化,将雌、孕激素序贯应用,使子宫内膜发生相应变化,引起周期性脱落。适用于青春期功血或生育期功血者,可诱发卵巢自然排卵。雌激素自月经来潮第5天开始用药,妊马雌酮1.25 mg或己烯雌酚1 mg,每晚1次,连服20天,于服雌激素最后10天加用甲羟孕酮每天10 mg,两药同时用完,停药后3～7天出血。于出血第5天重复用药,一般连续使用3个周期。用药2个周期后,患者常能自发排卵。

雌、孕激素联合疗法:可周期性口服短效避孕药,适用于生育期功血、内源性雌激素水平较高者或绝经过渡期功血者。

后半周期疗法:于月经周期的后半周期开始(撤药性出血的第 16 天)服用甲羟孕酮,每天 10 mg,连服 10 天为 1 个周期,共 3 个周期为 1 个疗程。适用于青春期或绝经过渡期功血者。

(3)促排卵:适用于育龄期功血者。常用药物如氯米芬、人绒毛膜促性腺激素等。于月经第 5 天开始每天口服氯米芬 50 mg,连续 5 天,以促进卵泡发育。B 超监测卵泡发育接近成熟时,可大剂量肌内注射人绒毛膜促性腺激素 5 000 U 以诱发排卵。青春期不提倡使用。

(4)手术治疗:以刮宫术最常用,既能明确诊断,又能迅速止血。绝经过渡期出血患者激素治疗前宜常规刮宫,最好在子宫镜下行分段诊断性刮宫,以排除子宫内细微器质性病变。对青春期功血刮宫应持慎重态度。必要时行子宫次全切除或子宫切除术。

2.排卵性功血

(1)黄体功能不足。①黄体功能替代疗法:自排卵后开始每天肌内注射孕酮 10 mg,共 10～14 天,用以补充黄体分泌孕酮的不足。②黄体功能刺激疗法:通常应用人绒毛膜促性腺激素以促进及支持黄体功能。于基础体温上升后开始,隔天肌内注射人绒毛膜促性腺激素 1 000～2 000 U,共 5 次,可使血浆孕酮明显上升,随之正常月经周期恢复。③促进卵泡发育:于月经第 5 天开始,每晚口服氯米芬 50 mg,共 5 天。

(2)子宫内膜不规则脱落。①孕激素:自排卵后第 1～2 天或下次月经前 10～14 天开始,每天口服甲羟孕酮 10 mg,连续 10 天,有生育要求者可肌内注射孕酮。②人绒毛膜促性腺激素:用法同黄体功能不足。

3.性激素治疗的注意事项

(1)严格遵医嘱正确用药,不得随意停服或漏服,以免使用不当引起子宫出血。

(2)药物减量必须按规定在血止后开始,每 3 天减量 1 次,每次减量不超过原剂量的 1/3,直至维持量,持续用至血止后 20 天停药。

(3)雌激素口服可能引起恶心、呕吐等胃肠道反应,可于饭后或睡前服用;存在血液高凝倾向或血栓性疾病史者禁忌使用。

(4)雄激素用量过大可能出现男性化不良反应。

(四)预防感染

(1)测体温、脉搏。

(2)指导患者保持会阴部清洁,出血期间禁止盆浴及性生活。

(3)注意有无腹痛等生殖器官感染征象。

(4)按医嘱使用抗生素。

(五)心理护理

注意情绪调节,避免过度紧张与精神刺激。特别是青春期少女,父母们不仅要关注女孩的学习状况与膳食状况,还要重视女孩的情绪变化,与其多沟通,了解其内心世界的变化,帮助其释放不良情绪,以使其保持相对稳定的精神-心理状态,避免情绪上的大起大落。

(六)健康指导

(1)宜清淡饮食,多食富含维生素 C 的新鲜瓜果、蔬菜。注意休息,保持心情舒畅。

(2)强调严格掌握雌激素的适应证,并合理使用,对更年期及绝经后妇女更应慎用,应用时间不宜过长,量不宜大,并应严密观察反应。

(3)月经期避免剧烈运动,禁止盆浴及性生活,保持会阴部清洁。

第二节 围绝经期综合征

绝经是每一个妇女生命过程中必然发生的生理过程。绝经提示卵巢功能衰退,生殖功能终止,绝经过渡期是指围绕绝经前、后的一段时期,包括从绝经前出现与绝经有关的内分泌、生理学和临床特征起,至最后一次月经后一年。

围绝经期综合征以往称为更年期综合征,是指妇女在绝经前、后由于卵巢功能衰退、雌激素水平波动或下降所致的以自主神经功能紊乱为主,伴有神经心理症状的一组综合征。多发生于 45～55 岁,约 2/3 的妇女出现不同程度的低雌激素血症引发的一系列症状。绝经分为自然绝经和人工绝经。自然绝经是指卵巢内卵泡生理性耗竭所致的绝经;人工绝经是指双侧卵巢经手术切除或受放射线损坏导致的绝经,后者更易发生围绝经期综合征。

一、护理评估

(一)健康史

了解患者的发病年龄、职业、文化水平及性格特征,询问月经情况及生育史,有无卵巢切除或盆腔肿瘤放疗,有无心血管疾病及其他疾病病史。

(二)身体状况

1.月经紊乱

半数以上妇女出现 2～8 年无排卵性月经,表现为月经频发、不规则子宫出血、月经稀发(月经周期超过 35 天)以至绝经,少数妇女可突然绝经。

2.雌激素下降相关征象

(1)血管舒缩症状:主要表现为潮热、出汗,是血管舒缩功能不稳定的表现,是围绝经期综合征最突出的特征性症状。潮热起自前胸,涌向头颈部,然后波及全身。在潮红的区域患者感到灼热,皮肤发红,紧接着大量出汗。持续数秒至数分钟不等。此种血管功能不稳定可历时 1 年,有时长达 5 年或更长。

(2)精神神经症状:常有焦虑、抑郁、激动、喜怒无常、脾气暴躁、记忆力下降、注意力不集中、失眠多梦等症状。

(3)泌尿生殖系统症状:出现阴道干燥、性交困难及老年性阴道炎,排尿困难、尿频、尿急、尿失禁及反复发作的尿路感染。

(4)心血管疾病:绝经后妇女冠状动脉粥样硬化性心脏病(简称冠心病)、高血压和脑出血的发病率及死亡率逐渐增加。

(5)骨质疏松症:绝经后妇女约有 25％患骨质疏松症,有腰酸背痛、腿抽搐、肌肉关节疼痛等症状。

3.体格检查

全身检查注意血压、精神状态、皮肤、毛发、乳房改变及心脏功能,妇科检查注意生殖器官有无萎缩、炎症及张力性尿失禁。

(三)心理-社会状况

因家庭和社会环境的变化或绝经前曾有精神状态不稳定等,更易引起患者心情不畅、忧虑、多疑、孤独等。

(四)辅助检查

根据患者的具体情况不同,可选择血常规、尿常规、心电图、血脂检查、B超、宫颈刮片及诊断性刮宫等检查。

（五）处理要点

1.一般治疗

加强心理治疗及体育锻炼,补充钙剂,必要时选用镇静剂、谷维素。

2.激素替代疗法

补充雌激素是关键,可改善患者症状、提高生活质量。

二、护理问题

（一）自我形象紊乱

自我形象紊乱与对疾病不正确认识及精神神经症状有关。

（二）知识缺乏

缺乏性激素治疗相关知识。

三、护理措施

（一）一般护理

改善饮食,摄入高蛋白质、高维生素、高钙饮食,必要时可补充钙剂,能延缓骨质疏松症的发生,达到抗衰老的效果。

（二）病情观察

（1）观察月经改变情况,注意经量、周期、经期有无异常。

（2）观察面部潮红时间和程度。

（3）观察血压波动、心悸、胸闷及情绪变化。

（4）观察骨质疏松症的影响,如关节酸痛、行动不便等。

（5）观察情绪变化,如情绪不稳定、易怒、易激动、多言多语、记忆力降低。

（三）用药护理

指导应用性激素。

1.适应证

主要用于治疗雌激素缺乏所致的潮热多汗、精神症状、老年性阴道炎、尿路感染,预防存在高危因素的心血管疾病、骨质疏松症等。

2.药物选择及用法

在医师指导下使用,尽量选用天然性激素,剂量个体化,以最小有效量为佳。

3.禁忌证

原因不明的子宫出血、肝胆疾病、血栓性静脉炎及乳腺癌等。

4.注意事项

(1)雌激素剂量过大可引起乳房胀痛、白带增多、头痛、水肿、色素沉着、体重增加等,可酌情减量或改用雌三醇。

(2)用药期间可能发生异常子宫出血,多为突破性出血,但应排除子宫内膜癌。

(3)较长时间的口服用药可能影响肝功能,应定期复查肝功能。

(4)单一雌激素长期应用可使子宫内膜癌危险性增加,雌、孕激素联合用药能够降低风险。

(5)坚持体育锻炼,多参加社会活动;定期健康体检,积极防治围绝经期妇女常见病。

(四)心理护理

使患者及其家属了解围绝经期是必然的生理过程,向其介绍减轻压力的方法,改变患者的认知、情绪和行为,使其正确评价自己。

(五)健康指导

(1)向围绝经期妇女及其家属介绍绝经是一个生理过程,绝经发生的原因及绝经前、后身体将发生的变化,帮助患者消除因绝经变化产生的恐惧心理,并对将发生的变化做好心理准备。

(2)介绍绝经前、后减轻症状的方法,适当的摄取钙质和维生素 D;坚持锻炼如散步、骑自行车等。合理安排工作,注意劳逸结合。

(3)定期普查,更年期妇女最好半年至一年进行 1 次体格检查,包括妇科检查和防癌检查,有选择地做内分泌检查。

(4)绝经前行双侧卵巢切除术者,宜适时补充雌激素。

第三节 胎膜早破

胎膜早破是指在临产前胎膜自然破裂。它是常见的分娩期并发症,妊娠满 37 周的发生率为 10%,妊娠不满 37 周的发生率为 2%~3.5%。胎膜早破可引起早产及围生儿死亡率增加,亦可导致孕产妇宫内感染率和产褥期感染率增加。

一、病因

一般认为胎膜早破与以下因素有关,常为多因素所致。

(一)上行感染

可由生殖道病原微生物上行感染,引起胎膜炎,使胎膜局部张力下降而破裂。

(二)羊膜腔压力增高

羊膜腔压力增高常见于多胎妊娠、羊水过多等。

(三)胎膜受力不均

胎先露高浮、头盆不称、胎位异常可使胎膜受压不均导致破裂。

(四)营养因素

缺乏维生素 C、锌及铜,可使胎膜张力下降而破裂。

(五)宫颈内口松弛

常因手术创伤或先天性宫颈组织薄弱,宫颈内口松弛,胎膜进入扩张的宫颈或阴道内,导致感染或受力不均,而使胎膜破裂。

(六)细胞因子

白细胞介素-1、白细胞介素-6、白细胞介素-8、肿瘤坏死因子-α 升高,可激活溶酶体酶,破坏羊膜组织,导致胎膜早破。

(七)机械性刺激

创伤或妊娠后期性交也可导致胎膜早破。

二、临床表现

(一)症状

孕妇突感有较多液体自阴道流出,有时可混有胎脂及胎粪,无腹痛等其他产兆,当咳嗽、打喷嚏等腹压增加时,羊水可少量间断性排出。

(二)体征

肛诊或阴检时,触不到羊膜囊,上推胎儿先露部可见到羊水流出。如伴羊膜腔感染时,可有臭味,并伴有发热、母儿心率增快、子宫压痛,以及白细胞计数增多、C 反应蛋白升高。

三、对母儿的影响

(一)对母亲的影响

胎膜早破后,生殖道病原微生物易上行感染,通常感染程度与破膜时间有关。羊膜腔感染易发生产后出血。

(二)对胎儿的影响

胎膜早破经常诱发早产,早产儿易发生呼吸窘迫综合征。羊膜腔感染时,可引起新生儿吸入性肺炎,严重者发生败血症、颅内感染等。脐带受压、脐带脱垂时可致胎儿窘迫。胎膜早破发生的孕周越小,胎肺发育不良发生率越高,围生儿死亡率越高。

四、处理原则

预防感染和脐带脱垂,如有感染、胎儿宫内窘迫征象,及时行剖宫产终止妊娠。

五、护理

(一)护理评估

1.病史

询问病史,了解是否有发生胎膜早破的病因,确定具体胎膜早破的时间、妊娠周数,是否有宫缩、见红等产兆,是否出现感染征象,是否出现胎儿宫内窘迫征象。

2.身心状况

观察孕妇阴道流液的色、质、量,是否有气味。孕妇常可能因为不了解胎膜早破的原因,而对不可自控的阴道流液形成恐慌,可能担心自身与胎儿的安危。

3.辅助检查

(1)阴道流液的 pH 测定:正常阴道液 pH 为 4.5～5.5,羊水 pH 为 7.0～7.5。若 pH＞6.5,提示胎膜早破,准确率为 90%。

(2)肛查或阴道窥阴器检查:肛查时未触到羊膜囊,上推胎儿先露部,有羊水流出。阴道窥阴器检查时见液体自宫口流出或可见阴道后穹隆有较多混有胎脂和胎粪的液体。

(3)阴道液涂片检查:阴道液置于载玻片上,干燥后镜检可见羊齿植物叶状结晶为羊水,准确率为 95%。

(4)羊膜镜检查:可直视胎先露部,看不到前羊膜囊,即可诊断。

(5)胎儿纤连蛋白测定:胎儿纤连蛋白是胎膜分泌的细胞外基质蛋白。当宫颈及阴道分泌物内胎儿纤连蛋白含量>0.05 mg/L时,胎膜抗张能力下降,易发生胎膜早破。

(6)超声检查:羊水量减少可协助诊断,但不可确诊。

(二)护理诊断

(1)有感染的危险:与胎膜破裂后,生殖道病原微生物上行感染有关。

(2)知识缺乏:缺乏预防和处理胎膜早破的知识。

(3)有胎儿受伤的危险:与脐带脱垂、早产儿肺部发育不成熟有关。

(三)护理目标

(1)孕妇无感染征象发生。

(2)孕妇了解胎膜早破的知识如突然发生胎膜早破,能够及时进行初步应对。

(3)胎儿无并发症发生。

(四)护理措施

1.预防脐带脱垂的护理

胎膜早破并胎先露未衔接的孕妇绝对卧床休息,多采用左侧卧位,注意抬高臀部防止脐带脱垂造成胎儿宫内窘迫。注意监测胎心变化,进行肛查或阴检时,确定有无隐性脐带脱垂,一旦发生,立即通知医师,并于数分钟内结束分娩。

2.预防感染

保持床单位清洁。使用无菌的会阴垫垫于外阴处,勤于更换,保持清洁干燥,防止上行感染。更换会阴垫时观察羊水的色、质、量、气味等。嘱孕妇保持外阴清洁,每天对其会阴擦洗2次。同时观察产妇的生命体征、血生化指标,了解是否存在感染征象。按医嘱一般破膜>12小时给予抗生素防止感染。

3.监测胎儿宫内情况

密切观察胎心率的变化,嘱孕妇自测胎动。如有混有胎粪的羊水流出,即为胎儿宫内缺氧的表现,应及时予以吸氧,左侧卧位,并根据医嘱做好相应的护理。

若胎膜早破孕周<35周者,根据医嘱给予地塞米松促进胎肺成熟;若孕周<37周并已临产,或孕周>37周、胎膜早破>12小时后仍未临产者,可根据医嘱尽快结束分娩。

4.健康教育

孕期时为孕妇讲解胎膜早破的定义与原因,并强调孕期卫生保健的重要性。指导孕妇,如出现胎膜早破现象,无须恐慌,应立即平卧,及时就诊。孕晚期禁止性交,避免腹部碰撞或增加腹压。指导孕期补充足量的维生素和锌、铜等微量元素。如宫颈内口松弛者,应多卧床休息,并遵医嘱根据需要于孕 14～16 周时行宫颈环扎术。

第四节 胎 儿 窘 迫

胎儿窘迫是指孕妇、胎儿、胎盘等各种原因引起的胎儿宫内缺氧,可影响胎儿健康甚至危及生命。胎儿窘迫是一种综合征,主要发生在临产过程,也可发生在妊娠后期,发生在临产过程者,可以是妊娠后期的延续和加重。

一、病因

胎儿窘迫的病因涉及多方面,可归纳为三大类。

(一)母体因素

妊娠妇女患有高血压疾病、慢性肾炎、妊娠高血压综合征、重度贫血、心脏病、肺源性心脏病、高热、吸烟、产前出血性疾病和创伤、急产或子宫不协调性收缩、缩宫素使用不当、产程延长、子宫过度膨胀、胎膜早破等;或者产妇长期仰卧位,镇静药、麻醉药使用不当等。

(二)胎儿因素

胎儿心血管系统功能障碍、胎儿畸形,如严重的先天性心血管疾病、母婴血型不合引起的胎儿溶血、胎儿贫血、胎儿宫内感染等。

(三)脐带、胎盘因素

脐带因素有长度异常、缠绕、打结、扭转、狭窄、血肿、帆状附着;胎盘因素有植入异常、形状异常、发育障碍、循环障碍等。

二、病理生理

胎儿窘迫的基本病理生理变化是由缺血、缺氧引起的一系列变化。缺氧早期或者一过性缺氧时,机体主要通过减少胎盘和自身耗氧量代偿,胎儿则通过减少对肾与下肢血供等方式来保证心脑血流量,不产生严重的代偿障碍及器官损害。缺氧严重则可引起严重的并发症。缺氧初期通过自主神经反射兴奋交感神经,使肾上腺儿茶酚胺及皮质醇分泌增多,引起血压上升及心率加快。此时胎儿的大脑、肾上腺、心脏及胎盘血流增加,而肾、肺、消化系统等血流减少,出现羊水减少、胎儿发育迟缓等。若缺氧继续加重,则转为兴奋迷走神经,血管扩张,有效循环血量减少,主要器官的功能由于血流不能保证而受损,于是胎心率减慢。缺氧继续发展下去可引起严重的器官功能损害,尤其可以引起缺血缺氧性脑病甚至胎死宫内。此过程基本是低氧血症至缺氧,然后至代谢性酸中毒,主要表现为胎动减少、羊水少、胎心监护基线变异差、出现晚期减速甚至呼吸抑制。由于缺氧时肠蠕动加快,肛门括约肌松弛会引起胎粪排出。此过程可以形成恶性循环,加重母体及胎儿的危险。不同原因引起的胎儿窘迫表现过程可以不完全一致,所以应加强监护、积极评价、及时发现高危征象并积极处理。

三、临床表现

胎儿窘迫的主要表现为胎心音改变、胎动异常及羊水胎粪污染或羊水过少,严重者胎动消失。根据其临床表现,胎儿窘迫可以分为急性胎儿窘迫和慢性胎儿窘迫。急性胎儿窘迫多发生在分娩期,主要表现为胎心率加快或减慢;宫缩应激试验或者催产素激惹试验等出现频繁的晚期减速或变异减速;羊水胎粪污染和胎儿头皮血 pH 下降,出现酸中毒。羊水胎粪污染可以分为三度:Ⅰ度羊水呈浅绿色;Ⅱ度羊水呈黄绿色,浑浊;Ⅲ度羊水呈棕黄色,稠厚。慢性胎儿窘迫发生在妊娠末期,常延续至临产并加重,主要表现为胎动减少或消失、无应激试验基线平直、胎儿发育受限、胎盘功能减退、羊水胎粪污染等。

四、处理原则

急性胎儿窘迫者应积极寻找原因并给予及时纠正。若宫颈未完全扩张、胎儿窘迫情况不严重者,给予吸氧,嘱产妇左侧卧位,若胎心率变为正常,可继续观察;若宫口开全、胎先露部已达坐骨棘平面以下 3 cm 者,应尽快助产经阴道娩出胎儿;若因缩宫素使宫缩过强造成胎心率减慢者,应立即停止使用,继续观察,病情紧迫或经上述处理无效者立即剖宫产结束分娩。慢性胎儿窘迫者应根据妊娠周、胎儿成熟度和窘迫程度决定处理方案。首先应指导妊娠妇女采取左侧卧位,间断吸氧,积极治疗各种并发症或并发症,密切监护病情变化。若无法改善,则应在促使胎儿成熟后迅速终止妊娠。

五、护理评估

(一)健康史

了解妊娠妇女的年龄、生育史、内科疾病史(如高血压疾病、慢性肾炎、心脏病等);了解本次妊娠经过,如妊娠高血压综合征、胎膜早破、子宫过度膨胀(如羊水过多和多胎妊娠);了解分娩经过,如产程延长(特别是第二产程延长)、缩宫素使用不当。了解有无胎儿畸形、胎盘功能的情况。

(二)身心状况

胎儿窘迫时,妊娠妇女自感胎动增加或停止。在窘迫的早期可表现为胎动过频(每24小时>20次);若缺氧未纠正或加重,则胎动转弱且次数减少,进而消失。胎儿轻微或慢性缺氧时,胎心率加快(>160次/分);若长时间或严重缺氧则会使胎心率减慢,若胎心率<100次/分则提示胎儿危险。胎儿窘迫时主要评估羊水量和性状。

孕产妇夫妇因为胎儿的生命遭遇危险而产生焦虑,对需要手术结束分娩会产生犹豫、无助感。对于胎儿不幸死亡的孕产妇夫妇,其感情上受到强烈的创伤,通常会经历否认、愤怒、抑郁、接受的过程。

(三)辅助检查

1.胎盘功能检查

出现胎儿窘迫的妊娠妇女一般24小时尿雌三醇值急骤减少30%～40%,或于妊娠末期连续多次测定在每24小时10 mg以下。

2.胎心监测

胎动时胎心率加速不明显,基线变异率<3次/分,出现晚期减速、变异减速等。

3.胎儿头皮血血气分析

pH<7.20。

六、护理诊断/诊断问题

(一)气体交换受损(胎儿)

气体交换受损(胎儿)与胎盘子宫的血流改变、血流中断(脐带受压)或血流速度减慢(子宫-胎盘功能不良)有关。

(二)焦虑

焦虑与胎儿宫内窘迫有关。

（三）预期性悲哀

预期性悲哀与胎儿可能死亡有关。

七、预期目标

（1）胎儿情况改善,胎心率在 120～160 次/分。

（2）妊娠妇女能运用有效的应对机制控制焦虑。

（3）产妇能够接受胎儿死亡的现实。

八、护理措施

（1）妊娠妇女左侧卧位,间断吸氧。严密监测胎心变化,一般每 15 分钟听 1 次胎心或进行胎心监护,注意胎心变化。

（2）为手术者做好术前准备,如宫口开全、胎先露部已达坐骨棘平面以下 3 cm者,应尽快阴道助产娩出胎儿。

（3）做好新生儿抢救和复苏的准备。

（4）心理护理:①向孕产妇提供相关信息,包括医疗措施的目的、操作过程、预期结果及孕产妇需做的配合;将真实情况告知孕产妇,有助于其减轻焦虑,也可帮助产妇面对现实。必要时陪伴产妇,对产妇的疑虑给予适当的解释。②对于胎儿不幸死亡的父母亲,护理人员可安排一个远离其他婴儿和产妇的单人房间,陪伴他们或安排家人陪伴他们,勿让其独处;鼓励其诉说悲伤,接纳其哭泣及抑郁的情绪,陪伴在旁提供支持及关怀;若他们愿意,护理人员可让他们看看死婴并同意他们为死婴做一些事情,包括沐浴、更衣、命名、拍照或举行丧礼,但事先应向他们描述死婴的情况,使之有心理准备。解除"否认"的态度而进入下一个阶段,提供足印卡、床头卡等作为纪念,帮助他们使用适合自己的压力应对技巧和方法。

九、结果评价

（1）胎儿情况改善,胎心率在 120～160 次/分。

（2）妊娠妇女能运用有效的应对机制来控制焦虑,叙述心理和生理上的感受。

（3）产妇能够接受胎儿死亡的现实。

儿科疾病护理

第一节　小儿手足口病

一、疾病概述

(一)概念和特点

手足口病是肠道病毒引起的常见传染病之一,以婴幼儿发病为主。多数患儿表现为手、足、口腔等部位的皮疹、疱疹,大多预后良好。但少数患儿可表现为严重的中枢神经系统损害,引起神经源性肺水肿、无菌性脑膜炎、急性迟缓性麻痹等,病情进展迅速,病死率高。

(二)发病机制与相关病理生理

手足口病是肠道病毒包括柯萨奇病毒 A16 和肠道病毒 EV71 引起的小儿急性传染病,发病人群主要为婴幼儿、学龄前儿童,多发生于夏秋季。口腔溃疡性损伤和皮肤斑丘疹为手足口病的特征性病变。光镜下斑丘疹可见表皮内水疱,水疱内有中性粒细胞、嗜酸性粒细胞碎片,水疱周围上皮有细胞间和细胞内水肿,水疱下真皮有多种白细胞的混合型浸润。电镜下可见上皮细胞内有嗜酸性包涵体。脑膜脑炎表现为淋巴细胞性软脑膜炎,脑灰质和白质血管周围淋巴细胞、浆细胞浸润,局灶性出血和局灶性神经细胞坏死及胶质反应性增生。心肌炎表现为局灶性心肌细胞坏死,偶见间质淋巴细胞和浆细胞浸润。肺炎表现为弥漫性间质淋巴细胞浸润、肺泡损伤、肺泡内出血和透明膜形成,可见肺细胞脱落和增生,有片状肺不张。

(三)临床特点

手足口病的潜伏期多为 2～10 天,平均 3～5 天。

1.一般症状

急性起病,发热,口腔黏膜、手、足和臀部出现斑丘疹及疱疹,疱疹周围可有炎性红晕,疱内液体较少。可伴有咳嗽、流涕、食欲缺乏等症状。部分病例仅表现为皮疹或疱疹性咽峡炎。多在一周内痊愈,预后良好。

2.重症病例表现

少数病例(尤其是<3 岁者)皮疹出现不典型,病情进展迅速,在发病 1～5 天出现脑膜炎、脑炎(以脑干脑炎最为凶险)、脑脊髓炎、肺水肿、循环障碍等,可留有后遗症。极少数病例病情危重,可致死亡。

(1)神经系统表现:精神差、嗜睡、易惊、头痛、呕吐、谵妄甚至昏迷;肢体抖动,肌阵挛、眼球震颤、共济失调、眼球运动障碍;无力或急性弛缓性麻痹;惊厥。查体可见脑膜刺激征、腱反射减弱或消失、巴宾斯基征等病理征阳性。

(2)呼吸系统表现:呼吸浅促、呼吸困难或节律改变,口唇发绀,咳嗽,咳白色、粉红色或血性泡沫样痰液;肺部可闻及湿啰音或痰鸣音。

(3)循环系统表现:面色苍灰、皮肤花纹、四肢发凉,指(趾)发绀;出冷汗;毛细血管再充盈时间延长。心率增快或减慢,脉搏浅速或减弱甚至消失。

(四)辅助检查

1.血常规

白细胞计数正常或降低,病情危重者白细胞计数可明显升高。重症病例白细胞计数可明显升高($>15×10^9/L$)或显著降低($<2×10^9/L$),恢复期逐渐恢复正常。

2.血生化检查

部分病例可有轻度丙氨酸氨基转移酶、门冬氨酸氨基转移酶、肌酸激酶同工酶升高,病情危重者可有肌钙蛋白、血糖升高。C反应蛋白一般不升高。乳酸水平升高。

3.血气分析

轻症患者血气分析在正常范围。重症患者呼吸系统受累时可有动脉血氧分压降低、血氧饱和度下降,二氧化碳分压升高,代谢性酸中毒。

4.脑脊液检查

脑脊液外观清亮,压力增高,白细胞计数增多,多以单核细胞为主,蛋白正常或轻度增多,糖和氯化物正常。脑脊液病毒中和抗体滴度增高有助于明确诊断。

5.病原学检查

用组织培养分离肠道病毒是目前诊断的标准,但柯萨奇病毒 A16、EV71 等肠道病毒的特异性核酸是手足口病病原确认的主要方法。咽拭子、气道分泌物、疱疹液、粪便阳性率较高。

6.血清学检查

恢复期与急性期血清手足口病肠道病毒中和抗体 IgG 滴度 4 倍或 4 倍以上升高,证明手足口病病毒感染。

7.胸部放射学检查

胸部放射学检查可表现为双肺纹理增多,网格状、斑片状阴影,部分病例以单侧为著。

8.磁共振检查

神经系统受累者可有异常改变,以脑干、脊髓灰质损害为主。

9.脑电图检查

脑电图可表现为弥漫性慢波,少数可出现棘(尖)慢波。

10.心电图检查

心电图无特异性改变。少数病例可见窦性心动过速或过缓,Q-T 间期延长,ST-T 改变。

(五)治疗原则

1.普通病例

一般治疗:注意隔离,避免交叉感染。适当休息,清淡饮食,做好口腔和皮肤护理。

2.重症病例

(1)控制颅内高压,限制入量,积极给予甘露醇降颅压治疗,每次 0.5～1.0 g/kg,每 4～8 小时一次,20～30 分钟快速静脉注射。根据病情调整给药间隔时间及剂量。必要时加用呋塞米。

(2)保持呼吸道通畅,吸氧;呼吸衰竭者,尽早给予气管插管机械通气。

(3)早期抗休克处理:扩充血容量,10～20 mL/kg 快速静脉滴入,之后根据脑水肿、肺水肿的具体情况边补边脱,决定再次快速静脉滴入和 24 小时的需要量,及时纠正休克和改善循环。

(4)及时使用肾上腺糖皮质激素:可选用甲泼尼龙、氢化可的松、地塞米松。病情稳定后,尽早停用。

(5)掌握静脉注射免疫球蛋白的指征,建议应用指征:精神萎靡、抽搐、安静状态下呼吸频率超过 30 次/分;出冷汗、四肢发凉、皮肤花纹,心率增快＞140 次/分(按年龄)。

（6）合理应用血管活性药物，常用米力农注射液：维持量 $0.25\sim$ $0.75\ \mu g/(kg\cdot min)$，一般使用不超过 72 小时。血压高者，控制血压，可用酚妥拉明 $2\sim5\ \mu g/(kg\cdot min)$，或硝普钠 $0.5\sim8\ \mu g/(kg\cdot min)$，一般由小剂量开始逐渐增加剂量，逐渐调整至合适剂量。如血压下降，低于同年龄正常下限时，停用血管扩张剂，可使用正性肌力及升压药物，如多巴胺、多巴酚丁胺、肾上腺素、去甲肾上腺素等。

（7）注重对症支持治疗：①降温。②镇静、止惊。③保护各器官功能：特别注意神经源性肺水肿、休克和脑疝的处理。④纠正水、电解质失衡。

（8）确保两条以上静脉通道通畅，监测呼吸、心率、血压和血氧饱和度，有条件者监测有创动脉血压。

二、护理评估

（一）流行病学史评估

注意当地流行情况，评估患儿病前 1 周内有无接触史。

（二）一般评估

注意患儿有无发热、拒食、流涎、口腔疼痛、呕吐、腹泻等症状，注意皮疹出现部位和演变，有无脑膜炎、脑炎及心肌炎症状。

（三）身体评估

注意手、足、臀及其他体表部位有无斑丘疹及疱疹，形状及大小，周围有无红晕及化脓感染。

注意唇、口腔黏膜有无红斑、疱疹及溃疡。有无局部淋巴结肿大。

（四）心理-社会评估

此病的患者多为小儿，评估小儿的状况，家长的关心和支持程度，家庭经济状况。

（五）辅助检查结果评估

白细胞计数及分类，咽拭子培养。疱疹如有继发感染，必要时取其内容物送涂片检查及细菌培养。咽拭子病毒分离；疱疹液以标记抗体染色检测病毒特异抗原，或采用聚合酶链式反应技术检测病毒 RNA。如有神经系统症状应作脑脊液常规、生化及病毒 RNA 检查。必要时取血清检测病毒抗体。疑有心肌炎者检查心电图。

三、护理诊断/问题

(一)潜在并发症

如神经源性肺水肿、心力衰竭。

(二)体温升高

体温升高与病毒感染有关。

(三)皮肤完整性受损

皮肤完整性受损与手、足、口腔黏膜、臀部存在疱疹有关。

(四)营养失调

低于机体需要量与口腔存在疱疹不易进食有关。

(五)有传播感染的可能

传播感染与病原体排出有关。

四、护理措施

(一)隔离要求

及时安置在负压隔离病房内进行单间隔离。严格执行消毒隔离措施,操作前后应严格洗手,做好手卫生。病房内每天以 600 mg/L 的含氯消毒剂对床及地面进行彻底消毒,医疗垃圾放入双层黄色垃圾袋中,外贴特殊标签,直接送至垃圾处理中心,不在其他地方中转。出院或转科后严格执行终末消毒。一旦诊断,医师应立即上报医院感染管理科,并留取大便标本备检。

(二)饮食护理

发热 1 周内应卧床休息,多饮开水。饮食宜给予营养丰富易消化的清淡、温凉的流质或半流质食物,如牛奶、米粥、面条等,禁食冰冷、辛辣等刺激性食物。意识障碍者暂禁食,逐渐改为鼻饲流质,最后过渡到半流质饮食。

(三)病情观察

密切观察患儿的病情变化,24 小时监测心率、血氧饱和度、呼吸及面色,常规监测体温并观察热型和变化趋势。同时注意观察发热与皮疹出现的顺序。评估患儿的意识,大多数患儿神经系统受损发生在病程早期。对于持续高热不退、早期仅出现皮疹,但 1 天后继发高热者需引起重视。

(四)对症护理

1.高热的护理

(1)体温超过 39 ℃且持续不退的患儿除给予布洛芬混悬液等退热药物外，还需以温水擦浴、冰袋或变温毯降温。使用降温毯时严密监测患儿生命体征，观察末梢循环，出现异常及时汇报医师。

(2)注意肢体保暖，防止冻伤，勤翻身，检查皮肤有无发红、发紫，衣被有无潮湿，防止压疮。

(3)遵医嘱给予抗病毒的药物。

2.口腔的护理

(1)每天 4 次口腔护理，常规的口腔护理用 0.05％的醋酸氯己定清洗口腔，然后喷活性银喷雾剂(银尔通)，经口气管插管的患儿，采用口腔冲洗。

(2)患儿原有口腔疱疹时，极易出现口腔溃疡，若出现溃疡，可给予复方维生素 B_{12} 溶液(贯新克)喷溃疡处，促进伤口的愈合。

3.皮肤黏膜的护理

(1)保持皮肤及床单位干燥清洁，剪短患儿指(趾)甲，必要时包裹患儿双手，避免抓破皮疹，防止感染。

(2)臀部有皮疹时要保持臀部干燥清洁，避免皮疹感染。皮疹或疱疹已破裂者，局部皮肤可涂抹抗生素药膏或炉甘石洗剂。

(五)并发症的护理

1.神经系统

肠道病毒 EV71 具有嗜神经性，病毒在早期即可侵犯枢神经系统，因此应密切观察患儿入院后第 1～3 天的病情变化，重点观察患儿有无惊跳，以及其意识、瞳孔、生命体征、前囟张力、肢体活动等情况，注意有无精神差、嗜睡、烦躁、易呕吐等神经系统病变的早期症状和体征。患儿呕吐时应将其头偏向一侧，保持呼吸的通畅，及时清除口腔内的分泌物，防止误吸；观察呕吐物的性质，记录呕吐的次数、呕吐物的颜色及量。

2.循环系统

持续心电监护，注意有无心率增快或缓慢、血压升高或下降、中心静脉压过高或过低、尿量减少；观察有无面色苍白、四肢发凉、指(趾)甲发绀、毛细血管再充盈时间延长(＞2 秒)、冷汗、皮肤花纹；听诊有无心音低钝、奔马律及心包摩擦音等。立即报告医师，遵医嘱给予适当镇静，并遵医嘱给予强心、升压等处理，维持循环系统的稳定。

3.呼吸系统

严密观察呼吸形态、频率、节律,注意有无呼吸浅快、节律不规则、血氧饱和度下降、三凹征、鼻翼翕动等呼吸困难表现。神经源性肺水肿是手足口病常见的死亡原因,临床上以急性呼吸困难和进行性低氧血症为特征,早期仅表现为心率增快、血压升高、呼吸急促等非特异性表现,一旦出现面色苍白、发绀、出冷汗、双肺湿啰音、咳粉红色泡沫痰、严重低氧血症时应及时通知医师,备好各类急救用品,紧急气管内插管辅助呼吸。使用呼吸机可减轻心肺功能,缓解呼吸困难症状,早期的心肺功能支持可改善 EV71 感染患儿的预后。

(六)心理护理

由于患儿患病突然,尤其确诊后家长担心患儿的生命危险和后遗症的发生,故患儿及家长有一定的心理负担。患儿住隔离病室,限制探视,病情变化时及时跟家长沟通,评估患儿家长的心理承受能力,帮助家长树立信心,同时帮助家长接受现实,以取得家长的支持与配合。

五、护理效果评估

(1)患者的疱疹、斑丘疹消退,自感舒适。

(2)患者未发生并发症或发生但被及时发现和处理。

(3)患者的家属学会了如何进行皮肤的护理,并对疾病的预防知识有了一定的了解。

第二节 小儿腹泻

一、护理评估

(一)健康史

应详细询问喂养史,是母乳喂养还是人工喂养,喂何种乳品,冲调浓度、喂哺次数及量,添加辅食及断奶情况。并了解当地有无类似疾病的流行。并注意患儿有无不洁饮食史、肠道内外感染、食物过敏史、外出旅游和气候变化史等。询问患儿腹泻开始时间,次数、颜色、性质、量、气味,是否伴随发热、呕吐、腹胀、腹痛及里急后重等症状。既往有无腹泻史、其他疾病史和长期服用广谱抗生素史等。

(二)身体状况

观察患儿生命体征,有无腹痛、里急后重、大便性状为松散或水样,密切观察患儿生命体征、体重、出入量、尿量、神志状态、营养状态,皮肤弹性、眼窝凹陷、口舌黏膜干燥、神经反射等脱水表现。并评估脱水的程度和性质,检查肛周皮肤有无发红、破损;了解大便常规、大便致病菌培养等实验室检查结果。

(三)心理-社会状况

腹泻是小儿的常见病、多发病,年龄越小发病率越高,特别是在贫困和卫生条件较差的地区,家长缺乏喂养及卫生知识是导致小儿易患腹泻的重要原因。故应了解患儿家长的心理状况及对疾病的病因、护理知识的认识程度,注意评估患儿家庭的经济状况、聚居条件、卫生习惯、家长的文化程度及家长对病因、护理知识的了解程度,认识疾病流行趋势。

(四)实验室检查

了解大便常规及致病菌培养等化验结果。分析血常规、红细胞计数、血清电解质、尿素氮、二氧化碳结合力等可了解体内酸碱平衡紊乱性质和程度。

二、护理诊断

(一)体液不足

体液不足与腹泻、呕吐丢失过多和摄入量不足有关。

(二)体温过高

体温过高与肠道感染有关。

(三)有皮肤黏膜完整性受损的危险

有皮肤黏膜完整性受损的危险与腹泻大便次数增多刺激臀部皮肤及尿布使用不当有关。

(四)知识缺乏(家长)

与喂养知识、卫生知识及腹泻患儿护理知识缺乏有关。

(五)营养失调

低于机体需要量与呕吐、腹泻等消化功能障碍有关。

（六）排便异常腹泻

排便异常腹泻与喂养不当、肠道感染或功能紊乱有关。

（七）腹泻

腹泻与喂养不当、感染导致胃肠道功能紊乱有关。

（八）有交叉感染的可能

交叉感染与免疫力低下有关。

（九）潜在并发症

1.酸中毒

酸中毒与腹泻丢失碱性物质及热能摄入不足有关。

2.低血钾

低血钾与腹泻、呕吐丢失过多和摄入不足有关。

三、护理目标

（1）患儿腹泻、呕吐、排便次数逐渐减少至正常，大便次数性状颜色恢复正常。

（2）患儿脱水、电解质紊乱纠正，体重恢复正常，尿量正常，获得足够的液体和电解质。

（3）体温逐渐恢复正常。

（4）住院期间患儿能保持皮肤的完整性，不再有红臀发生。

（5）家长能说出婴儿腹泻的病因、预防措施和喂养知识，能协助医护人员护理患儿。

（6）患儿不发生酸中毒、低血钾等并发症。

（7）避免交叉感染的发生。

（8）保证患儿营养的补充，患儿体重保持不减或有增加。

四、护理措施

新入院的患儿首先要测量体重，便于了解患儿脱水情况和计液量。以后每周测一次，了解患儿恢复和体重增长情况。

（一）体液不足的护理

1.口服补液疗法的护理

无脱水、轻中脱水或呕吐不严重的患儿可采用口服方法，它能补充身体丢失的水分和盐,执行医嘱给予口服补液盐(oral rehydration salt,ORS)时应在 4～6 小时少量多次喂给患儿,同时可以随意喂水,ORS 一定用冷开水或温开水溶解。

(1)一般轻度脱水需 50～80 mL/kg,中度脱水需 80～100 mL/kg,于 8～12 小时将累积损失量补足;脱水纠正后,将余量用等量水稀释按病情需要随时口服。对于无脱水患儿,可在家进行口服补液的护理,可将 ORS 溶液加等量水稀释,每天 50～100 mL/kg,少量频服,以预防脱水(新生儿慎用),有明显腹胀、休克、心功能不全或其他严重并发症者及新生儿不宜采用口服补液。在口服补液过程中,如呕吐频繁或腹泻、脱水加重,应改为静脉补液。服用 ORS 溶液期间,应适当增加水分,以防高钠血症发生。

(2)护理中的注意事项:①向家长说明和示范口服液的配制方法。②向家长示范喂服方法:2 岁以下的患儿每 1～2 分钟喂 1 小勺约 5 mL,大一点的患儿可用杯子直接喝,如有呕吐,可停 10 分钟后再慢慢喂服(每 2～3 分钟喂一勺)。③对于在家进行口服补液的患儿,应指导家长病情观察方法。口服补液可一直应用到腹泻停止,并继续喂养一般时间。如病情不见好转或加重,应及时到医院就诊。④密切观察病情,如患儿出现眼睑浮肿应停止服用 ORS 液,改用白开水或母乳,水肿消退后再按无脱水的方案服用。4 小时后应重新估计患儿脱水状况,然后选择上述适当的方案继续治疗护理。

2.禁食、静脉补液

禁食、静脉补液适用于中度以上脱水,呕吐、泻重或腹胀的患儿。在静脉输液前协助医师取静脉血做钾、钠、氯、二氧化碳结合力等项目检查。

(1)第一天补液:①输液总量,按医嘱要求安排 24 小时的液体总量(包括累积损失量、继续损失量和生理需要量),并本着"急需先补、先快后慢、见尿补钾"的原则分批输入。如患儿烦躁不安,应检查原因,必要时可遵医嘱给予适量的镇静剂,如复方冬眠灵、10% 水合氯醛,以防患儿因烦躁不安而影响静脉输液。一般轻度脱水 90～120 mL/kg,中度脱水 120～150 mL/kg,重度脱水 150～180 mL/kg。②溶液种类:根据脱水性质而定,若临床判断脱水困难,可先按等渗脱水处理。对于治疗前 6 小时内无尿的患儿,首先要在 30 分钟内给予输入 2∶1 液,一定要记录输液后首次排尿时间,见尿后给予含钾液体。③输液速度:主要取决于脱水程度和继续损失的量与速度,遵循先快后慢的原则。明确每小时的输入量,一般茂菲氏滴管 14～15 滴为 1 mL,严格执行补液计划,保证输液量的准确,掌握好输液速度和补液原则。注意防止输液速度过速或过缓。注意输液是否通畅,保护好输液肢体,随时观察针头有无滑脱,局部有无红肿渗液及寒战发绀等全身输液反应。对重度脱水有明显周围循环障碍者应先快速扩容;累积损失量(扣除扩容液量)一般在前 8～12 小时内补完,每小时 8～10 mL/kg;后 12～16 小时补充生理需要量和异常的损失量,每小时约 5 mL/kg;若吐泻缓解,可酌情减少补液量或改为口服补液。④对于少数营养不良的患儿和伴心、肺疾病的患儿及新生儿应根据病情计算,每批液量一般减少 20%,输液速度应在原有基础上减慢 2～4 小时,把累积丢失的液量由 8 小时延长到 10～12 小时输完。如有条件最好用输液泵,以便更精确地控制输液速度。

(2)第二天及以后的补液:脱水和电解质紊乱已基本纠正,主要补充生理需要量和继续损失量,可改为口服补液,一般生理需要量为每天 60～80 mL/kg,用 1/5 张含钠液;继续损失量是丢多少补多少,用 1/2～1/3 张含钠液,将这两部分相加于 12～24 小时内均匀静脉滴注。

3.准确记录出入量

准确记录出入量是医师调整患儿输液质和量的重要依据。

(1)大便次数、量(估计)及性质、大便的气味、颜色、有无黏液、脓血等。留大便常规并做培养。

(2)呕吐次数、量、颜色、气味及呕吐与其他症状的关系,体现了患儿病情发展情况。比如呕吐加重但无腹泻;补液后脱水纠正由于呕吐次数增多而效果不满意,这时要及时报告医师,以及早发现肠道外感染或急腹症。

4.严密观察病情,细心做好护理

(1)注意观察生命体征:包括体温、脉搏、血压、呼吸、精神状况。若出现烦躁不安、脉率加快、呼吸加快等,应警惕是否输液速度过快,是否发生心力衰竭和肺水肿等情况。

(2)观察脱水情况:注意患儿的神志、精神、皮肤弹性、有无口渴,皮肤、黏膜干燥程度,眼窝及前囟凹陷程度,机体温度及尿量等临床表现,估计患儿脱水程度,同时要动态观察经过补充液体后脱水症状是否得到改善。如补液合理,患儿一般于补液后 3～4 小时应该排尿,此时说明血容量恢复,所以应注意观察和记录输液后首次排尿的时间、尿量。补液后 24 小时皮肤弹性恢复,眼窝凹陷消失,则表明脱水已被纠正。补液后眼睑出现浮肿,可能是钠盐过多;补液后尿多而脱水未能纠正,则可能是葡萄糖液补入过多,宜调整溶液中电解质比例。

(3)密切观察代谢性酸中毒的表现:中、重度脱水患多有不同程度的酸中毒,当 pH 下降、二氧化碳结合力在 25% 容积以下时,酸中毒表现明显。当患儿出现呼吸深长、精神萎靡、嗜睡，严重者意识不清、口唇樱红、呼吸有丙酮味，应准备碱性液，及时使用碱性药物纠正，应补充碳酸氢钠或乳酸钠。注意碱性液体有无漏出血管外，以免引起局部组织坏死。

(4)密切观察低血钾表现：常发现于输液后脱水纠正时，当发现患儿尿量异常增多，精神萎靡、全身乏力、不哭或哭声低下、吃奶无力、肌张力低下、反应迟钝、恶心呕吐、腹胀及听诊肠鸣音减弱或消失，呼吸频不规整，心电图显示 T 波平坦或倒置、U 波明显、S-T 段下移（或心律失常，提示有低血钾存在，应及时补充钾盐）等临床表现，及时报告医师，做血生化检查。如果是低血钾症，应遵医调整液体中钾的浓度。补充钾时应按照见尿补钾的原则，严格掌握补钾的速度，绝不可作静脉推入，以免发生高血钾引起心搏骤停。一般按每天 3～4 mmol/kg（相当于氯化钾 200～300 mg/kg）补给，缺钾明显者可增至 4～6 mmol/kg，轻度脱水时可分次口服，中、重度脱水时予以静脉滴入。并观察记录好治疗效果。

(5)密切观察有无低钙、低镁、低磷血症：当脱水和酸中毒被纠正时，大多表现有钙、磷缺乏，少数可有镁缺乏。低血钙或低血镁时表现为手足搐搦、惊厥；重症低血磷时出现嗜睡、精神错乱或昏迷，肌肉、心肌收缩无力（营养不良或佝偻病活动期患儿更甚），这时要及时报告医师。静脉缓慢注射 10％葡萄糖酸钙或深部肌内注射 25％硫酸镁。

(6)低钠血症：低钠血症多见于静脉输液停止后的患儿。这是因为患儿进食后水样便次数再次增多。主要表现为患儿前囟及眼窝凹陷、肢端凉、精神弱、尿少等。要及时报告医师要继续补充丢失液体。

(7)高钠血症：高钠血症出现在按医嘱禁食补液或口服补液后，患儿出现烦躁不安、口渴、尿少、皮肤弹性差，甚至惊厥。这时应报告医师，必要时取血查生化，待结果回报后根据具体情况调整液体的质和量。

(8)泌尿系统感染：患儿腹泻渐好，但仍发热，阵阵哭闹不安，此时要报告医师，根据医嘱留尿常规，并寻找感染病灶。并发泌尿系统感染的患儿多见于女婴，在护理和换尿布时一定要注意女婴儿会阴部的清洁，防止上行性尿路感染。

5.计算液体出入量

24 小时液体入量包括口服液体和胃肠道外补液量。液体出量包括尿、大便和不显性失水。呼吸增快时，不显性失水增加 4～5 倍，体温每升高 1 ℃，不显性失水每小时增加 0.5 mL/kg；环境湿度大小可分别减少或增加不显性失水；体力活动增多时，不显性失水增加 30％。补液过程中，计算并记录 24 小时液体出入量是液体疗法护理工作的重要内容。婴幼儿大小便不易收集，可用"秤尿布法"

计算液体排出量。

(二)腹泻的护理

控制腹泻,防止继续失水。

1.调整饮食

根据世界卫生组织的要求对于轻中度脱水的患儿不必禁食,腹泻期间和恢复期适宜的营养对促进恢复、减少体重下降和生长停滞的程度、缩短腹泻后康复时间、预防营养不良非常重要。故腹泻脱水患儿除严重呕吐者暂禁食4~6小时(不禁水)外,均应继续喂养进食是必要的治疗与护理措施。但因同时存在着消化功能紊乱,故应根据患儿病情适当调整饮食,达到减轻胃肠道负担、恢复消化功能的目的。继续母乳喂养;人工喂养出生6个月以内的小儿,牛奶(或羊奶)应加米汤或水稀释,或用发酵奶(酸奶),也可用奶-谷类混合物,每天6次,以保证足够的热量。腹泻次数减少后,出生6个月以上的婴儿可用平常已经习惯的饮食,选用稀粥、面条,并加些熟的植物油、蔬菜、肉末等,但需由少到多,随着病情稳定和好转,逐渐过渡到正常饮食。幼儿应给一些新鲜、味美、碎烂、营养丰富的食物。病毒性肠炎多有双糖酶缺乏,应限制糖量,并暂停乳类喂养,改为豆制代用品或发酵奶,对牛奶和大豆过敏者应改用其他饮食,以减轻腹泻,缩短病程。腹泻停止后,继续给予营养丰富的饮食,并每天加餐1次,共2周,以赶上正常生长。双糖酶缺乏者,不宜用蔗糖,并暂停乳类。对于少数严重病例口服营养物质不能耐受者,应加强支持疗法,必要时全静脉营养。

2.控制感染

感染是引起腹泻的重要原因,细菌性肠炎需用抗生素治疗。病毒性肠炎用饮食疗法和支持疗法常可痊愈。严格消毒隔离,防止感染传播,按肠道传染病隔离,护理患儿前后要认真洗手,防止感染,遵医嘱给予抗生素治疗。

3.观察排便情况

注意大便的变化,观察记录大便次数、颜色、性状、气味、量,及时送检,并注意采集黏液脓血部分,作好动态比较,根据大便常规检验结果,调整治疗和输液方案,为输液方案和治疗提供可靠依据。

(三)发热的护理

(1)保持室内安静、空气新鲜、通风良好,保持室温在18~22 ℃,相对湿度为55%~65%,衣被适度,以免影响机体散热。

(2)让患儿卧床休息,限制活动量,有利于机体康复和减少并发症的发生。

多饮温开水或选择喜欢的饮料,以加快毒素排泄带走热量和降低体温。

(3)密切观察患儿体温变化,每 4 小时测体温 1 次,体温骤升或骤降时要随时测量并记录降温效果。体温超过 38.5 ℃时给予物理降温:温水擦浴;用30%～50%的乙醇擦浴;冰枕、冷毛巾敷患儿前额,或冷敷腹股沟、腋下等大血管处;冷盐水灌肠。物理降温后 30 分钟测体温,并记录于体温单上。

(4)按医嘱给予抗感染药及解热药,并观察记录用药效果,药物降温后,密切观察,防止虚脱。

(5)患儿的衣服应在患儿出汗后及时擦干汗液,或者更换衣服,并注意保暖,在严重情况下给予吸氧,以免惊厥抽搐发生。

(6)加强口腔护理,鼓励多漱口,口唇干燥时可涂护唇油。

(四)维持皮肤完整

由于腹泻频繁,大便呈酸性或碱性,含有大量肠液及消化酶,臀部皮肤常处于被大便腐蚀的状态,容易发生肛门周围皮肤糜烂,严重者引起溃疡及感染,要注意每次换尿布大便后须用温水清洗臀部及肛周并吸干,局部皮肤发红处涂以5%鞣酸软膏或 40%氧化锌油并按摩片刻,促进血液循环。应选用消毒软棉尿布并及时更换。避免使用不透气塑料布或橡皮布,防止尿布皮炎发生。局部有糜烂者可在便后用温水洗净后用灯泡照烤,待烤干局部渗液后,再涂紫草油或1%龙胆紫效果更好。

(五)做好床边隔离

护理患儿前后均要认真洗手防止交叉感染。

(六)减轻患儿的恐惧

医护人员的检查、治疗应相对集中进行以减少患儿的哭闹,可根据患儿年龄给予不同玩具,减少其恐惧心理,若患儿哭闹不安影响静脉输液的顺利进行,必要时可根据医嘱适当应用镇静药物。

(七)对症治疗

腹胀明显者用肛管排气或肌内注射新斯的明。呕吐严重者针刺足三里、内关或肌内注射氯丙嗪等。

(八)注意口腔清洁

禁食患儿每天做口腔护理两次。由于长时间应用抗生素患儿可发生鹅口疮,如口腔黏膜有乳白色分泌物附着即为鹅口疮,可涂制霉菌素;若发生溃疡性口炎时可用3％过氧化氢(双氧水)洗净口腔后,涂复方甲紫(龙胆紫)、金霉素鱼肝油。

(九)恢复期患儿护理

(1)新入院患儿分室居住,预防交叉感染。

(2)患儿消化功能恢复时,逐渐增加奶的质和量,细心添加辅食,避免小儿腹泻再次复发。

(十)健康教育

(1)宣传母乳喂养的优点,鼓励母乳喂养,尤其是出生后最初数月及出生后每个夏天更为重要,避免在夏季断奶。按时逐步添加辅食,防止过食、偏食及饮食结构突然变动。人工喂养时应根据具体情况选用合适的代乳品。

(2)指导患儿家长配置和使用ORS溶液。

(3)注意饮食卫生,培养良好的卫生习惯;注意食物新鲜、干净,奶具、食具应定时煮沸消毒,避免肠道内感染。教育儿童养成饭前便后洗手,勤剪指甲的良好习惯。

(4)及时治疗营养不良、维生素D缺乏性佝偻病等,加强体格锻炼,适当进行户外活动。防止受凉或过热,营养不良,预防感冒,肺炎及中耳炎等并发症的发生,避免长期滥用广谱抗生素。

(5)气候变化时及时增减衣物,防止受凉或过热,冬天注意保暖,夏天多喝水。尤其应做好腹部的保暖。集体机构中如有腹泻的流行,应积极治疗患儿,做好消毒隔离工作,防止交叉感染。

参 考 文 献

[1] 王虹.实用临床护理指南[M].天津:天津科学技术出版社,2020.

[2] 雷颖.基础护理技术与专科护理实践[M].开封:河南大学出版社,2020.

[3] 张晓霞,于丽丽.外科护理[M].济南:山东人民出版社,2021.

[4] 杜映荣.实用肝病临床护理[M].昆明:云南科技出版社,2020.

[5] 程宁宁.临床专科护理实践[M].沈阳:沈阳出版社,2020.

[6] 丁明星,彭兰,姚水洪.基础医学与护理[M].北京:高等教育出版社,2021.

[7] 李代强.儿科护理[M].北京:人民卫生出版社,2019.

[8] 肖娟.实用护理技术与专科护理规范[M].长春:吉林科学技术出版社,2020.

[9] 王钰,王丽华,吴鹏飞.急救护理学[M].镇江:江苏大学出版社,2020.

[10] 陈凌,杨满青,林丽霞.心血管疾病临床护理[M].广州:广东科学技术出版社,2021.

[11] 张秀萍.外科疾病临床护理[M].天津:天津科学技术出版社,2020.

[12] 张薇薇.基础护理技术与各科护理实践[M].开封:河南大学出版社,2021.

[13] 邢爱红,王君华.基础护理技术[M].北京:科学出版社,2020.

[14] 张鸿敏.现代临床护理实践[M].长春:吉林科学技术出版社,2019.

[15] 马普红,王艳娟.护理临床与实践[M].长春:吉林科学技术出版社,2020.

[16] 马晓霞.实用临床护理技术[M].长春:吉林科学技术出版社,2019.

[17] 董玲.综合护理实践[M].北京:人民卫生出版社,2020.

[18] 鲁昌盛.外科护理[M].长沙:中南大学出版社,2019.

[19] 程娟.临床专科护理理论与实践[M].开封:河南大学出版社,2020.

[20] 刘端海,洪珍兰.护理心理学[M].武汉:华中科学技术大学出版社,2020.

[21] 刘峥.临床专科疾病护理要点[M].开封:河南大学出版社,2021.

[22] 王丽.常见护理疾病诊疗学[M].昆明:云南科技出版社,2020.

[23] 李艳丽.实用护理操作与规范[M].长春:吉林科学技术出版社,2019.

[24] 刘爱杰,张芙蓉,景莉,等.实用常见疾病护理[M].青岛:中国海洋大学出版社,2021.

[25] 陈晓.临床实用护理操作[M].北京:科学技术文献出版社,2020.

[26] 胡卓弟.实用临床护理技术[M].长春:吉林科学技术出版社,2019.

[27] 沈晓岑,王雪菲.护理综合技能实训[M].武汉:华中科技大学出版社,2019.

[28] 刘敏,刘树淼.外科护理技术[M].上海:上海科学技术出版社,2020.

[29] 吴雯婷.实用临床护理技术与护理管理[M].北京:中国纺织出版社,2021.

[30] 吴欣娟.临床护理常规[M].北京:中国医药科技出版社,2020.

[31] 郝翠平.临床疾病基础护理[M].北京:科学技术文献出版社,2020.

[32] 潘洪燕,龚姝,刘清林,等.实用专科护理技能与应用[M].北京:科学技术文献出版社,2020.

[33] 黄俊蕾,赵娜,李丽沙.新编实用临床与护理[M].青岛:中国海洋大学出版社,2019.

[34] 刘楠楠.内科护理[M].北京:人民卫生出版社,2021.

[35] 万霞.现代专科护理及护理实践[M].开封:河南大学出版社,2020.

[36] 林红.舒适护理在阑尾炎手术护理中的应用[J].中国医药指南,2020,18(3):337-338.

[37] 韦丽艳,罗婷.甲状腺功能5项在甲状腺疾病鉴别诊断中的应用价值[J].现代医学与健康研究电子杂志,2020,4(1):150-151.

[38] 邹丹.妇产科护理的主要感染问题及应对措施[J].基层医学论坛,2021,25(2):281-283.

[39] 王朝阳,于静,舒玲,等.手术室专科护理质量指标体系的构建及应用[J].齐鲁护理杂志,2020,26(10):131-133.

[40] 冯笑.内科护理沟通中存在的问题及解决措施[J].世界最新医学信息文摘,2021,21(30):164-165.